医生教育成长叙事系列

无痕之痛

No Apparent Distress

一个美国医学生的成长录

[美] 瑞秋·皮尔森（Rachel Pearson）

著

杨晓霖

译

SPM
南方传媒
广东科技出版社
全国优秀出版社

· 广 州 ·

Copyright © 2017 by Rachel Pearson
Published by arrangement with The Zoë Pagnamenta Agency, LLC, through The Grayhawk Agency Ltd.

著作权合同登记号　图字：19-2020-034号

图书在版编目（CIP）数据

无痕之痛：一个美国医学生的成长录 /（美）瑞秋·皮尔森（Rachel Pearson）著；杨晓霖译. —广州：广东科技出版社，2023.9
（医生教育成长叙事系列）
书名原文：No Apparent Distress: A Doctor's Coming-of-Age on the Front Lines of American Medicine
ISBN 978-7-5359-8026-7

Ⅰ.①无…　Ⅱ.①瑞…②杨…　Ⅲ.①医学—人文科学—研究　Ⅳ.①R-05

中国版本图书馆CIP数据核字（2022）第240633号

无痕之痛：一个美国医学生的成长录
WUHEN ZHI TONG: YIGE MEIGUO YIXUESHENG DE CHENGZHANGLU

出 版 人：严奉强
责任编辑：刘锦业　刘　耕
封面设计：彭　力
责任校对：高锡全
责任印制：彭海波
出版发行：广东科技出版社
　　　　　（广州市环市东路水荫路11号　邮政编码：510075）
销售热线：020-37607413
https://www.gdstp.com.cn
E-mail：gdkjbw@nfcb.com.cn
经　　销：广东新华发行集团股份有限公司
排　　版：创溢文化
印　　刷：广州市彩源印刷有限公司
　　　　　（广州市黄埔区百合三路8号　邮政编码：510700）
规　　格：787 mm×1 092 mm　1/16　印张16.25　字数325千
版　　次：2023年9月第1版
　　　　　2023年9月第1次印刷
定　　价：78.00元

如发现因印装质量问题影响阅读，请与广东科技出版社
印制室联系调换（电话：020-37607272）。

在未经患者明确同意的情况下，本书避免使用患者的真实姓名。即便如此，为了保护患者的个人隐私，在行文过程中，我们对一些可能产生对应联想的细节进行了有意的调整和改变。我们也对书中涉及的其他相关人员的姓名、身体特征和其他潜在的可识别特征进行了细微的修改。

本书所表达的观点和意见仅代表作者本人。所有内容不是也不反映她所属或曾经隶属的任何组织或机构的观点或意见，也不反映她所受雇或隶属的组织或机构的任何其他人员的观点或意见。

这是一部非虚构叙事作品，书中讲述了一些关于我的病人和我同事的病人的故事。为了确保书中涉及的病例信息不被外泄，对所涉病人的故事，在具体细节上都进行了适当修改。笔者在讲述一些医疗保健专业人员和医学院学生的故事时，也做了类似的处理。

我们生活在一个铁石心肠的时代。请不要问我为什么。我不知道为什么上帝使法老的心变硬。我只知道现在，我们生活在这样的时代。

——迈克尔·托马斯·杰克逊，圣文森特教堂牧师，2015年

任何一个人的死亡都会使我受损，因为我是人类的一员。

——约翰·多恩，《生死边缘沉思录》，1624年

序：阅历与成长

　　这本书吸引我的首先是主人公瑞秋的故事大多发生在得克萨斯大学医学部及其附属医院。在美国，得克萨斯州地域广阔，石油经济的"黑金"滋养了高等教育和医疗卫生事业，这里有高密度、高水准的医学院校，譬如位于休斯敦的贝勒医学院，这里走出了许多诺贝尔生理学或医学奖得主。而在得克萨斯大学旗下，就有圣·安托尼亚医学中心、休斯敦医学中心、泰勒健康中心、安德森癌症中心、加尔维斯顿医学院、达拉斯西南医学中心六大高水准的医学教育与临床机构。25年前的1997年，我赴美访学，行程所限，我只造访了其中3所，停留最久的是加尔维斯顿医学院，待了两周，这里有久负盛名的医学人文研究所。曾记得，当时的所长卡逊（Carson）教授陪同我们走访小镇，他指着圣文森特教堂的基座告诉我们，这原来可是教堂的第

I

二层，1900年那场飓风与海啸把第一层给掩埋了。晚访柯克博士位于墨西哥湾海滨的别墅，海风吹拂之下的惬意没有阻止我无端遐想：万一再次发生1900年那样的飓风，这座小镇又会咋样？当时只是瞎琢磨，没曾料到8年后的2005年，新一轮飓风果然再次光顾加尔维斯顿，给这里的医学院和医院带来重创。顷刻之间，学校从富丽堂皇到一片狼藉，医院从卫生资源丰富到缺医少药，从教学科研井然有序到出现员工离职潮，离开者无限惆怅，留用者沮丧忧伤，慢病患者失去基本的照护，福利医疗降到冰点。瑞秋详细记录了那一年，也就是她入学加尔维斯顿医学院第一年所亲历的蹩脚与艰险。

对于瑞秋来说，在飓风灾害中开启的医学生涯既是不幸，又是非凡的阅历。说到阅历，对于医学生来说，的确是重要的成年礼，尤其是生活中的颠簸、自然灾害的历练、家庭和朋友的不幸，这些都让他们的心志经受淬火，远比"背背背，考考考，练练练"的课堂突击要厚实得多。这让我对中美医学教育的境遇与路径差异产生了好奇。美国的医学生入学前要花功夫读本科或预科，接触医学知识、技能要比中国学生晚，基础医学训练时段也比中国医学生短，进入临床实训的时机却比中国医学生早，在高强度的临床医学历练与摔打下，成长、成熟的速度比中国医学生快，原因是什么？《白袍》中记叙了哈佛医学生罗思曼在"新路径"模式下的德艺双修，一个重要的契机是十分重视"医患交往"职业阅历的养成。这本《无痕之痛》则为我们充分地打开了更为广阔的阅历修为，包括孩童时代的家庭熏陶，青年时代的医疗志愿者、心理咨询机构助理经历，这些都是医学生成长的"前戏"，没有这个前戏的铺垫，就不会有临床境遇中的共感、共振、共鸣。而身边至亲所遭受的疾苦折磨，室友因难以自拔的精神煎熬而终致崩溃自杀的心理印痕，都会折射到医学生的职业认知频谱之上，真可谓"事事练达皆文章"。瑞秋的老师卡森教授曾经以"探戈舞"来比喻医患交往之间的"练达"：谁来领舞？是技术优先，还是支付优先？如何默契才能舞姿优雅流畅，确实不是一个"循证"的命题，它需要容涵性，医者尊重患者的主动性，患者尊重医者的主导权，两者互相照应，互相磨合，长此以往才能关系融洽。

瑞秋的故事见证了叙事医学的魅力，正是新兴的叙事医学打开了医学生技术生活之外的阅历谱系，跨越了知识与情感、情感与情怀、能力与魅力、智商与情商、智慧与德慧、干劲与韧劲、想法与办法、活力与定力之间的鸿沟。它记录了医护人员如何从患者眼神里敏锐捕捉到、体会到被需要，继而被肯定、被赞许的职业境遇，以及在医患交往中体会到他们被关注、被关心、被关怀满足之后的情感反馈。医学生的成长不在于拿到高分，而在于培育妙不可言的亲和力。医者的音容、举止，如甘霖般沁人心脾，如春风般温暖人心。那是一份难以描述的善解人意，患者不曾言说（欲言又止），医者看他一眼，就知道他疼在哪、难在哪、苦在哪，此刻他正在想什么、怕什么（怕光、怕吵、怕痛、怕死、怕隐私泄露、怕连累家人），他要什么，医者该为（帮助）他做些什么、分担些什么。

瑞秋的临床成长、成熟经历告诉我们，医学教育仅有技术是不够的，人文技能也十分重要。医学教育改革的关键不在于训练科目的不断健全、学制的不断延长，而在于锤炼那份"温柔中有干练，纷繁中见优雅，细致中显统筹，陌生中有应对"的职业品格：无论亲疏，无论贵贱，无论忙闲，总是会以神圣、敬畏、悲悯、审慎之心去见证患者的苦难，总是会以良善、仁爱、乐观、豁达之心去对冲患者的苦难，在日常工作中迸发神圣之火，在平凡生活中绽放超凡灵光，在付出过程中发现价值，品味快乐，感受沉浸效应与心流效应。

好的序言不是代替读者思考，而是引导读者去发现。对于中国读者来说，瑞秋的故事有些"不同凡响"，恰恰是这种"出格"的生活、历练，为大家留下提问的冲动、思考的空间。因此，对读者诸君来说，细读这些故事之后，必有收获。

北京大学医学人文学院教授　王一方
2022年1月

作者序言

罗斯先生正经历一种痛苦，他的胃很痛。"……天呐，好痛，肚子好痛……"虽然他无法忆起具体是何时开始出现这种剧烈疼痛的，但估计这时断时续的疼痛已经持续了至少4周。他和姐姐住在一起。他胃痛得厉害，不能吃任何东西。他试过各种办法。实在忍受不了的时候，姐姐给他吃过一种叫诺可（Norco）的止痛药。他肚子很疼，而且嘴里散发出阵阵难闻的气味。嗯，他吃得很随意，有什么吃什么。若在姐姐家，他可能会边看电视边吃晚餐；若和表亲们在一起，他可能会跟着他们一道吃烧烤。看得出来，他吃东西并不挑剔。有时他会不进食任何东西，有时食物会卡在他的喉咙里吞不下去。他没有固定住处，也没有电话号码。因为这种痛苦，他吃得越来越少。

我一开始就喜欢罗斯先生，这很可能是因为我在学会"糟糕的历史学家"（对记事不清的人的戏谑）这个词之前就认识他了。后来，他出现在急诊室时，气喘吁吁，大汗淋漓，心律异常，血氧饱和度低到几乎无法供给足够的氧气让他行走。看到他的医学生们对我说："他来的时候你在场就好了，因为你最了解他的详细病史。你就像他的主治医生，但对于我们来说，想要了解罗斯先生的故事太难了……他真是个'糟糕的历史学家'。"

当我们终于知道那几周里癌细胞就在他的肚子里疯长时，当我们看到CT显示他的腹部有两个葡萄柚大小的肿块时，我才意识到癌症一直都在，只是从未被诊察到……我需要回顾关于他的完整故事，寻找某个阶段本应该重视却被忽视了的重要环节，寻找最终造成他死亡的背后原因。我在那里找到了，那就是我犯下的错。我犯了永远无法得到原谅的错误，因为那个本可以原谅我的人在我开口请求原谅之前就已经离开这个世界了。

我可能未老先衰了。我也许已经成了一个"糟糕的历史学家"。

目　　录

第一章 》

1981年，哥哥马修（昵称马特。——译者）出生的第二天，我的父亲意外地将自己的食指尖锯断了。那时喜得外孙的外祖母正准备从阿肯色州赶来见她的大外孙。爸妈与刚出生的马特住在一辆清风露营房车里，房车停置于得克萨斯州（简称"得州"）东部树林旁的一块空地上。爸爸想让远道赶来的外祖母住得宽敞舒服些，就打算在房车外面搭个小房间。日夜赶工的父亲一定是累坏了，当疲惫不堪的他用一把2英寸×8英寸（1英寸=2.54厘米）的台锯干活时，锯齿咬住父亲的食指，把指尖搅碎了。

那间用金属板搭建起来的小房间至今仍安静地伫立在树林旁的空地上。被锯掉手指的父亲大声呼救，从小房间里面跑了出来，鲜血顺着前臂从肘部向下流淌着。母亲从未见过父亲如此惊慌失措，自那之后，再未见过这样的情形。母亲慌忙跑过空旷的田野，叫来我的叔祖父阿诺德。阿诺德用干净的T恤包住父亲的手，开着车上了一条土路。车沿着这条土路一直开到一条岔路上，再沿着这条岔路驶向农场通往集市的第1097号公路。时值5月，沿途野花依然盛开着。

医院的医生给父亲进行了包扎。处置完伤口回到家里的父亲并没有因为受伤而放慢工程速度，他赶在外祖母到来之前完成了扩建。手指的伤口也逐渐愈合了。

两年后，当我出生时，我的哥哥马特显然已经长成一个聪明的小男孩了。我父亲总是弯曲着他那被锯短的食指，用他的中指指着我们，对母亲说："丽塔，我们什么时候才能把这两个孩子拉扯到能将他们送出去上大学呢？"

这个问题没有答案——至少在1983年还没有。我们能不能上大学这件事对父亲来说很重要，因为他没有读到大学毕业。他和我母亲达成一项协议，我和马特现在还小，如果母亲能在家里待上几年照顾我们，等我们长大点，父亲就会供她读完大学。所以，我很早就有了在大学教室后面抓着彩笔胡乱涂鸦的记忆，我还记得我陪着母亲参加过鸟类学课程的实地考察。妈妈最终成为一名高中生物老师，而父亲对我和马特取得大学学位的期望从未动摇过。

我对我家住的那辆房车的记忆是，阳光透过高耸的松树，从后窗照射进来，光线中舞动着尘埃，地板微微有点倾斜。

我出生后不久，父亲就建了一个锯木厂。他平整了土地，把松木锯成板。他在平整好的土地上为我们建了一座房子，母亲用她的学生贷款买来一台洗碗机。我从小就喜欢松木屑的香味，锯木厂附近堆积成山的松木屑，松松软软的，散发出诱人的气味——闻起来不错，但跳进去玩的话身上会很痒。父亲为我们做了家具。他给我做了一张踏脚凳、一副高跷和一个带有橱柜的玩具厨房。我一直用到现在的写字桌也是父亲亲手做的。我和哥哥睡在一个房间里，他为我们做了一张双层床，房间里的彩虹窗帘是母亲缝制的。我们会从上铺跳到父亲从建筑工地给我们带回来的冰箱包装箱里。

在我11岁那年的夏天，我们全家搬到了得州的阿兰萨斯港，那里生活着3 000名吃苦耐劳的居民。阿兰萨斯港位于野马岛上，而野马岛位于路易斯安那州和墨西哥边境之间的得州海岸线旁的一个小堰洲岛上。具体来说,我们搬到了野马岛房车度假村,占了一个露营的位置,父亲和13岁的哥哥在路边的一块空地上为我们建了一座房子。

露营房车温馨,但并不大,只是一个从爸爸的皮卡车货厢伸展出来的小空间。父亲在皮卡车驾驶室上方辟出了一个小阁楼,那是我和哥哥睡觉的小窝。楼下有一个小厨房和一张可以伸展成床的桌子,我的父母晚上就睡在那里。还有一个微型厕所,但我们基本上只用房车公园的公共厕所。我们经常在外面的烤架上做饭,在营地的野餐桌上用餐。母亲说这是她记忆中最快乐的一年。如果你能想象一个13岁的孩子和一个11岁的孩子还有两条小狗,一家人和谐相处,其乐融融,一起住在得州房车公园的一个小帐篷里所发生的事情,那就是我家的故事。

然而,当我们搬到阿兰萨斯港时,我变成了一个有些笨拙的孩子,似乎也因此失去了一些快乐。每个人都会讲他们在初中时如何笨拙,但我却比笨拙还笨拙。首先,上帝赐予了我一副"农夫牙"或称"乡巴佬牙",如果你在万圣节前后去杂货店,你会看见店里销售这种样式的假牙。我的一颗上齿从牙龈中以90°向外突出,与牙齿的其余部分成直角。两颗牙齿完全扭在一起了。当我们搬到阿兰萨斯港的时候,全家人都买了保险。那时母亲在中学教书,父亲在得克萨斯大学海洋科学研究所找了一份电工的工作,那所大学正好在野马岛上。后来,我戴上了牙套。

牙套是让初中笨拙状态的我看起来更笨拙的当头第一棒。可恶的正畸医生给我安装了一种叫做"哈斯上颚齿列矫正器"的东西,为了将我所有的牙齿都塞进嘴里,这个牙套真的差点挤爆了我的上颚。他在牙套每个固定的支架上缠上两根橡皮筋,橡皮筋会随时从嘴里弹出来,在房间里飞来飞去。但幸运的是,这些装置开始将我的牙齿牢牢地控制了起来。

在时尚和打扮方面，我基本上只能靠自己，唯一的遗憾是我不能刮腿毛，因为房车公园里没有浴缸，没地方刮。在母亲离家去上班后的某个时候，我会从睡袋里爬出来，在房车公园的卫生间里敷衍了事地洗个澡，然后骑着我心爱的伙计——一辆漂亮的紫色菱形斑纹自行车去上学。我为自己选择的衣物有——一双紫色高帮鞋、一件最爱穿的印满闪闪发光的木瓜的T恤和一件紫色风衣——这让我看起来像佛罗里达退休老人和一盘水果的混合体。还有眼镜，我和哥哥都在十几岁时戴上了近视眼镜，但是眼镜坏了没法立刻买新的。不过，每次眼镜架断了，父亲都能发挥他天生的聪明才智和熟练精确的电焊技术把眼镜架焊接好。一年后，我鼻梁上的焊料接口越变越大。

去上学前，我会梳好头发，但我只梳在我视线范围内的靠近脸的那部分头发。我从没有想过要梳一下后面的头发，久而久之，后面的头发打了结，仿佛絮在后脑勺上的一个巨型老鼠窝。只要不是满头脏兮兮的马尾辫，对付梅子大小的乱发结，我还是很有一套的，我会巧妙地把它藏在马尾辫里。在我更小的时候，父亲会给我梳头发，但在阿兰萨斯港生活时，每当我醒来，他已经去上班了。若不是因为妈妈早上7点就出门上班，傍晚6点才能到家，她可能早就注意到我的头发了，那她一定会仔细地帮我梳理一番再做晚餐、写教案、上床睡觉。

我父母对我的外表缺乏关注，那种态度介于女权主义者对女孩外表的社会规范的抵制和善意的忽视之间。所以我在成长过程中对自己的身体没有任何复杂的想法，但我确实有一个"老鼠窝"。有时我会把手伸过去摸摸它，那东西摸起来那么大，一想到那么难对付，那么纠缠不清，我就会把手缩回来，假装它不存在。

想象一下我的样子吧——嘴里塞着一个双层钢牙套，鼻子上架着一副焊接的眼镜，双腿上长着一层卷曲的毛，头顶一堆打结的头发，还有露营公园里的打扮，我一点都不酷。然而，不可思议的是，我爱我自己。在当时的照片中，我咧着嘴笑，露出口中的钢牙套，我的手臂搂着其他笨拙的女孩子，我们互相拥抱着。

詹妮弗就是其中的一个女孩子，她家在岛上有一套独立产权的、带一个游泳池的公寓。坦白说，是詹妮弗的父母强迫她和我一起玩的。他们认为我很勇敢，我可以对害羞内向的詹妮弗产生积极影响。于是，我和詹妮弗在棋盘游戏和皇后乐队的音乐中成为形影不离的一对，圣诞节假期，她的父母会邀请我去参加他们一年一度的滑雪之旅。

滑雪之旅使我第一次真正了解另一些人的生活方式。我给家里写了明信片，详细地描述了这一切：

航班上的工作人员给我们提供了花生，但不是加蜂蜜烤的那种，是咸的。在滑雪小屋，我花了两美元买了热可可，他们额外送了我一袋棉花糖。我的近视眼镜坏了，所以只好戴上了运动眼镜。我从山上摔了下来，摔的距离可不近，把双腿都摔断了。哈哈，跟你们开个玩笑！一天晚上，在滑雪场噼里啪啦的篝火旁，詹妮弗的妈妈坐了下来，把我头发上的"老鼠窝"清理干净了。

我们家花了一年左右的时间才盖好房子，因为爸爸在街尽头的海洋科学研究所工作，只能利用工作日下班后的时间和周末开工。那份工作他坚持做了15年，因为它能使我们得到更多的保险，爸爸也可以从教师退休制度中获益。但他仍然说这份工作从很多方面来看都是对他生命的浪费——在50岁的年纪去挖沟，去更换电灯开关。他是一个可以设计房子并建造的人，他在空闲时间制作了一个巨大的机器人，然后用它做了一个真实大小的木制迅猛龙骨架作为我的生日礼物。他的创造力和技能在他赚面包的工作中并没有派上用场。他告诉我："我从来不想让你像我那样工作，工作不只是为了买保险。"

我的职业很安全，但父亲仍然希望我的哥哥回到学校读书，希望哥哥能把握住爸爸没有把握好的一切机会。有时我会和他争辩一番——读完大学不一定就能确保找到好工作，但大多数时候我顺着他。我读书，我感恩。

房子建在高脚柱上，飓风带来的洪水可以从房子下面通过（上帝保佑），耐盐的高脚柱涂有木馏油，炎热的天气里会渗出黏黏的黑色物质。每一层的地板和屋顶都用几十条飓风带固定着，飓风带是"L"形的金属条，每条需要八颗钉子。固定飓风带是我的工作，我很讨厌这个活儿。在我们建房子的那一年，马特从一个小胖墩变成了一个健壮瘦长的少年。马特穿梭在40英尺（1英尺≈0.3米）高的房屋框架上，帮忙做了好多事情——镶框、布线、做橱柜、油油漆、刷屋顶。我们的邻居为我们做了木瓦。母亲负责做锤钉子这类轻松点的杂活，定时给工人们提供食物、甜品和饮料，并用她教学的工资来补贴家用。我把用清漆漆过的橡木板覆盖到旧的油漆的胶合地板上。在商业捕鱼的淡季，马特会去建筑工地工作；去年，他通过彩信给我发来一张照片，照片上的他在阿拉斯加6英尺深的雪中给房子装墙板。

早年父亲提出的关于他们如何送我们去上大学的问题，政府给出了答案。马特和我都获得了得克萨斯大学奥斯汀分校的全额奖学金，这个项目现在已经不复存在。那是我能想到的最好的学校，也是我唯一申请的学校，简直完美。

在大学的前两个暑期，我都会回家帮爸爸干活。爸爸有一个大工程——翻新阿兰萨斯港中心的26座废弃的小别墅。于是，我和哥哥开着我们合用的那辆破旧的福特F-250从奥斯汀回家，整个夏天我们都在拆旧水管、补墙面、挂石膏板。在得州南部炎热的夏天里，我们所做的每件事都要重复26次，我很享受这样的工作。马特以前做过很多建筑工作，但对于我而言，踏实地做好这样一份工作，给我带来了前所未有的满足感。我白天工作，晚上回想白天所做的一切。我开始明白父亲为什么喜欢木工活，也意识到如果你有手艺的话，这项工作是多么有创意。

然而，我没有什么技能，所以我做的大多是粗活。有几个下午，我包裹在沉重的特制塑料雨具里，汗流浃背，用力洗掉混凝土墙上留下的旧油漆印迹。如果脱下雨具，没有厚实的雨具做防护，被掉下来的混凝土碎片砸到的话，一定会被砸得鼻青脸肿。于是，我决定打电话向父亲求助，他正一边做着电工的工作，一边在远处监督。

"穿着这套特制雨衣工作，身体感觉至少有200华氏度，"我告诉爸爸，"我快要晕倒了。"

"嗨，"他说，"喝支佳得乐就解决了。"和他自己的父亲一样，我的父亲一直认为，使唤自己的孩子干点体力活是天经地义的选择，其中一个重要的好处就是不必给"工人"发工资，也不必提供安全设施。当然，冰箱里放满佳得乐还是要的。

这些小栋的别墅在高速公路边上已经有些年头了，但不是每个人都对我们的翻新感到乐意。一名男子从其中一栋别墅搬离时，留下了堆积如山的垃圾。另一个人杀死了一只负鼠，把它的内脏涂在新装饰好的石膏墙上来发泄他的不满，我们只得又重新装饰粉刷一遍。

马特和我花了一周的时间把厕所的旧坐便器拆除，将它们一个个搬去仓库里。爸爸坚持认为这些都是"珍贵的古董坐便器"，是在节水法限制水箱流量之前生产的，他打算在易趣网上卖掉这些值钱的东西。

尽管多年来这一带的农舍里都不通自来水，但人们还是继续在无法冲水的坐便器上大便。马特和我用漂白剂和水管里的水用力冲洗，然后拧开连接厕所和地板的螺栓。然而，当我们把它们抬起来的时候，带有粪便痕迹的漂白水会从坐便器的弯头中流出，溅到我的袜子上。

我给父亲打了个电话。"爸爸，"我说，"我认为我们应该把这些坐便器丢掉。"

"瑞秋，那些坐便器都是珍贵的古董。"他说。

"爸爸，我的袜子上有大便。陌生人的大便溅得我满袜子都臭气烘烘的。"

"多加点漂白剂。"他说。

我很想郑重发表一个声明，易趣网上可从未出售过这样的古董马桶。但是，父亲还是让我们将它们放置在一套闲置的房子里。后来爸爸意识到要把它们卖掉太麻烦了，最终，那些古董马桶被丢进了垃圾箱里。

那年夏天，父亲开始养成在晚上把我逼到墙角里，就我的未来展开长谈的习惯。这是一种两人合作的白日梦，我们都陶醉于为我打开的机会中。在那些谈话中，我能感觉到我被他的爱深深包围，感受到我的生命在他心中的重量及我对于他的意义。通常，爸爸会鼓励我去上医学预科课程，而我则会拒绝。他会说："孩子，你现在就可以多去了解一些医学基础知识，说不定哪一天你就想去申请医学专业了。""说不定啊，你会成为个好医生呢。"但那时候我想成为一名作家。

一天晚上，我们的话题转到了婚姻上。我坐在厨房的工作台前，灯光很暗，爸爸提出关于我适龄结婚问题的看法，包括建议我刮腿毛、找对象不要太挑剔（那时我20岁）。"你会找什么样的人？"他问道。"嗯，我想我嫁的人一定要像我这样，"我说，"受过良好教育。"爸爸静静地低下头，说："瑞秋，有些事情很难说啊，那些没有大学文凭的人当中说不定就有让你刮目相看的人呢。"我涨红了脸，低头看着厨房的地板，那是我在初中时帮爸爸安装的——在原来的旧胶合地板上覆盖了一层新的橡木板。尽管经过多年的靴子和高跟鞋的磨损，被至少两代狗狗的脚趾甲划过，橡木板依然黄灿灿地发出油亮的光。"我不是说……"我开了口，可不知道怎么说下去。

"没关系。"爸爸说。

第二章 »

是堕胎让我相信爸爸说的是对的，我应该学医。我没有做过堕胎手术，但我在堕胎诊所工作过。这个故事我不常讲。

大学最后一年的2月，我在一家诊所找到了一份患者教育的工作。当我第一次到那间诊所工作的时候，我想，看起来就像我要堕胎一样。然后我耸了耸肩，走了进去。那时我22岁，刚刚得知我被哥伦比亚大学艺术专业的硕士项目录取，专攻创意写作。我需要筹钱去纽约上学，所以我申请了这份患者教育工作。

在面试中，诊所负责人指出诊所努力尊重每一位病人。

"当然。"我说。

"我的意思是，"她说，"我们要真的努力做到善良。"

"明白了。"我说。

"真的，"她重复了一遍，"不管是当着她们的面，还是背地里，我们都不会说病人的坏话。"我凝视着她戴着猫眼眼镜的样子，不知道自己错过了什么。

他们跟我签了6个月的短期工作合同，可能是因为我能说西班牙语。我被雇用的那个下午，另一个在那里工作的女孩开车送我去古德维尔挑选了几件二手的医生工作服。从此我正式地，第一次成为临床医生。

诊所里面看起来和其他诊所没什么两样：一间大的候诊室，白色的走廊，一间有电话的办公室。唯一不同的是，这里有灯火通明的咨询房间，每个房间都以一位著名女性的名字命名。英迪拉·甘地（Indira Gandhi）的名字被挂在了浴室门外，后来一位印度裔美国病人指出，用拉克希米（Lakshmi）的画像装饰浴室是一种不敬行为，拉克希米是一位女神。

这家诊所遵循反等级制度的原则，这里是女人的天下，女人做主，每个在这里工作的女人都在她感兴趣的岗位上接受培训。隔周星期六，全体员工都要参加会议，讨论相关问题。唯有医生不参加会议，因为他们不住在奥斯汀。医生们分散在全州各地，每周有一到两天飞来奥斯汀提供堕胎服务。我了解到，在某些城镇提供堕胎服务可能是危险的。此外，许多提供服务的人都是家庭医生，他们不希望自己的初级保健工作受到抗议者的威胁。

我从前台做起，这是学习诊所运营的最好地方。我们前台部是需要堕胎的妇女们的第一个接触点。我负责接电话。"所以，我想我怀孕了。"或者"我怀孕了。"谈话就这样开始了。我接了所有说西班牙语的电话，因为办公室里那位年长的女士不会说西班牙语。（我之所以会说西班牙语，是因为阿兰萨斯港扶轮社在我高中最后一年送我去西班牙做了交换生。）有时，电话另一端的女人会低声耳语，或者她们的声音像从锁着的卫生间门后传来的回声。我学会了尽量与她们共情——这可能是一件非常可怕的事情——并从她们的最后一次月经中判断怀孕的期限，大多数都是在孕期的第一个月。当她们准备预约时，我会告诉她们有什么步骤。

首先，妇女堕胎前要遵守得州法律的强制性规定——24小时的等待时间，我们的病人必须在预约手术前一天打电话来听有关堕胎的录音信息，她们所听的信息并不都是科学的。得州法律规定，该信息使用"未出生的孩子"而不是"胎儿"，并告知妇女堕胎会增加她们患乳腺癌的风险（实际上不会）。在约定好的那天早上，妇女们会走进诊所来开始这个复杂的程序，首先，她们要接受血液检测，然后是超声检查，以确定怀孕的时间，再由诊所工作人员进行心理咨询（得州规定的）。

怀孕不到9周的妇女可以进行药物流产，她们服用的药物会导致胎儿脱离子宫及产生子宫痉挛——实质上是诱发流产。在诊所咨询过医生后，可以在家进行药物流产。如果怀孕时间较长，或者她们觉得在诊所里做比较安全，我们就会安排她们进行手术流产，用吸力把胎儿取出来。来就诊的妇女孕期很少超过16周，如果孕期超过16周，我们需要做一个为期两天的手术，在第二天堕胎之前将扩张器放入子宫颈，放置一个晚上。

在前台工作时，我还接受了如何应对炸弹威胁的培训，你要提醒某人打电话给警察，并努力得到有关炸弹的细节。我在那里工作的时候，炸弹威胁从未出现过。

我还学会了如何回答女性的问题。

会痛吗？是的，腹部会出现绞痛，就像月经痉挛一样，但更严重。我们会给你一些药物来控制疼痛。

我能带上我妹妹吗？可以。

孩子现在长什么样子？

离开前台去了病理学实验室后，我学会了回答最后一个问题。在病理学实验室，我负责两件事：首先，我要清洗和消毒手术器械；其次，我也要检查从手术室拿回来的瓶子，以确保每个瓶子里都有我想要的东西——羊膜囊、脐带、胎儿。我会把瓶子倒在过滤器上，把血冲洗掉，然后检查，如果有任何遗漏，这个过程可能需要重复。

对我来说，病理学实验室让事情变得更加复杂。在前台，我学会了用恰当的、中性的语言来描述堕胎的过程。但在病理学实验室里，我知道了胎儿的样子。

孕早期的那些胎儿是柔软而脆弱的。你可以看到羊膜囊，它看起来像一只水母，还有连接着这个女人血液的纤细弯曲的脐带。这时胎儿还没有发育成人形，我看到的很多都是这样的。

孕期长的那些胎儿变得更长，他们看起来像小鱼人，有弯曲的脊椎和细小的胳膊、腿。一些发育得更好的，看起来就像小到极致的婴儿，但很瘦，皮肤发红。当我看到他们的时候，我的头脑变得冷静，沉默不语，我转向我的工作，平静地转移过去。

诊所里的每个人都做过堕胎的梦，我的梦始于我在病理学实验室工作的时候。在梦里，我正在开车，路上被从一个女人体内抽出来的血淋淋的组织块堵住了；或者我在杂货店里，看到水果上覆盖着光滑的羊膜囊。有一名女士梦见自己在堕胎；还有一名女士梦见一个正常大小的婴儿从阴道里爬出来，转过头来盯着她看。因此，如果我们像冷静而热情的专业人士那样做我们的日常工作，梦中就会出现道德暧昧之境。

尽管做过这些梦，但病理学实验室和前台都没有改变我的生活。我的改变来自咨询工作。

得州规定每个妇女在堕胎前都要接受心理咨询，尽管这项法律规定肯定会增加护理费用，但它却得到了妇女们的支持，她们自己无法做出这个决定——我们试着把它用在好的方面。咨询是术前的最后一步，我和病人单独待在一个包间里，确保回答她所有的问题，并对被迫堕胎的妇女进行筛查。但我真正的工作是支持这些女性，倾听她们的故事。

有时候，女人们不需要多说话。她们只是希望自己的基本问题得到解答，然后继续进行下去。这些女性通常和我一样——白人，受过大学教育，有一群支持自己的朋友。但我也看到一些生活在边缘地带的妇女，我接待的讲西班牙语的孕妇更可能带着她们没有其他地方可讲的故事来到诊所。我现在知道，教育、友谊和白人身份都未必能使我们免受妇女所遭受的最严酷的苦难。这些故事，这些改变了我生活的故事，是用西班牙语讲出来的。

第一个改变我生活的是内叶丽，在我完成咨询师培训并开始独自为病人提供咨询后不久，我见到了她。在一个繁忙的星期六，她坐在候诊室里，手里紧紧攥着自己的包，独自一人被其他女人围在中间，我把她叫到咨询室里。

"你一个人在这儿吗？"我说着打开了通往灯火通明的咨询室的门。

"是的，我不能告诉任何人。"她说。

"我很抱歉，你现在的处境一定很艰难。"我们在椅子上坐了下来，离得很近，膝盖都可以碰到一起了。我迅速查看了她的病历，确认她没有接受静脉止痛注射。她可以自己开车回家。

"嗯，你知道，我有3个孩子。我妹妹在墨西哥。她不会明白的，还有我的丈夫，他也不会明白的。"

"不会明白？"我问她。

"是的，"她说，"他不会，他不会明白的。如果他知道了，他会痛苦的。"我想象着她流产后回到家，带着勉强的微笑，在门口轻快地走着，开始准备晚饭。"你想告诉我吗？"我问。

她说得很快，语无伦次地讲出来一段她没有告诉过任何人的故事："我不想怀孕，你知道的。但是他不愿意用避孕套。他不愿意做的事，我不能强迫他去做。"

"好吧，"我说，"好吧，如果你想使用药物或其他东西，我们可以在你的后续约诊中开始。"

"好的。"她说。

"那么，你怎么知道自己怀孕了？"

"嗯，我有3个孩子，所以很明显。"她说，双手在肚子前摊开。（它才几周大。）"可是现在，现在，我该怎么办？"她哭了起来。"你会没事的。"我说。

"不，我不，"她说，"这个你不懂。我是天主教徒。""很多天主教徒来这里。"我说。

"我知道。哦，我知道。我一直在祈祷，但没有别的办法。我必须这么做。我的丈夫，他是一个好人，他工作很努力，但是没有钱，几乎没有钱，不够用，所以我只能勉强养活我的孩子们。我丈夫饿着肚子睡觉，这样我就能有东西吃了。有时我的孩子们也饿着肚子睡觉。他们太小了，你知道，他们不懂得钱，但他们懂得饿。这真伤透了我的心。"

"伤透了你的心。"我说道，只是轻轻地重复她说的话，给她更多的空间去讲话。

"我的心都碎了，如果还有第四个，不，不要，我再也撑不了了。我有3个孩子了，我得养活他们，我已经吃不消了。"

"我明白。"我说。

"你知道，好吧，但是他！"她指了指诊所的天花板，天花板外是橡树的树枝和开阔的天空。"上帝。上帝不明白。"

"上帝每时每刻都在理解你的心。他知道你这样做是出于对孩子的爱。"

然后，空气似乎变得完全凝固了，因为她停止了哭泣，直视着我，平静而坚定地说："是的，为了他们，我宁可下地狱。"

第二个改变了我的生活的故事来自葛洛莉亚。我去见她时，她已经在心理咨询室了，她一定是需要帮助才去到那里的。她坐在椅子上微笑着，裹着绷带的腿搭在前面的凳子上，拐杖靠在墙上。

"我是瑞秋，"我说，"你的咨询员。"

"你好。"她说。我坐到她身边，握住她的手，她对我很友好。"谢谢你。"

"哦，谢谢你。"我说。我开始了我的介绍："我是来解释这个程序的，我可以回答你的任何问题，也可以只听你讲述。"

她点了点头，我简单地讲了一下手术室里会发生什么，最后说："然后你可以在恢复室里想休息多久就休息多久，吃点东西，准备好了就可以回家了。"

"回家？"她问。我点了点头。

"我还有机会跟我的孩子说再见吗？"她问道。"如果你愿意，我们现在可以一起向他道别了。"我说。"我是说，我能看看他吗？完事以后我可以看看孩子吗？"

我想起了病理学实验室里滑溜溜的胎儿，不知道这个善良的女人低头看自己的胎儿时会有什么感觉。她已经怀孕8周了，羊膜囊出现已经很长时间了。

"如果你愿意，"我说，"当然可以。"

"每个人都对我很好。"她说。

"哦，"我说，"好。"

"我是说，"她笑着说，"除了我的丈夫。"我被她的笑声吓了一跳，也笑了起来。"我给你看看我的腿好吗？"她问道。

我停了下来。"好吧，"我慢慢地说，"如果你愿意的话。"

"我想让你知道，"她说，"我为什么要这么做。"她身体前倾，把大腿上的绷带拉开，我看到了伤口的边缘。从她的大腿上部开始缝起了粗粗的黑线。"从这里，"她说，"到这里。"她从大腿一直比划到膝盖骨。"他想杀了我。我失血过多，晕了过去，但邻居们听到了我的尖叫声，他们报了警。"

"我的天啊。"我惊讶地说。

"我知道他想杀我，"她说，"他把我的头重重地摔在地上。"

"好可怜。"

"我爱这个孩子，我不会把他生下来。这个孩子的生命，还有我的生命，将永远与他联系在一起。"

"我明白。"我说道，我的声音在空气中微弱地移动着。

后来，我和她一起走进房间，她的孩子，她所爱的孩子的遗体还在一个光滑的玻璃碗里放着。当我转身离开她，想让她单独待一会儿的时候，我听到她开始祷告。

第三个改变我的故事是索契特尔的故事。索契特尔出生在墨西哥的那瓦特村，4岁时，她的父母把她卖了。

"他们把你卖了？"我问道，心想一定是我误会了。

"是的，"她重复道，"他们养不活我，就把我卖了。我在一个大牧场里工作，一直待到16岁，然后我逃跑了。"

"哇。"我感叹道。

"是的。我工作很努力。"她握着我的手，"摸摸我的手。我永远也不会有你这样柔嫩美丽的手。我从4岁起就一直尽我所能地努力工作。"她的手很小，皮肤很粗糙。当我触摸它们时，我能感觉到我所听到的一切都是真实的。她住在这附近，我想，我是不是在杂货店里碰到过她，但我无从了解了。"怀孕了？"我问。

"嗯，我现在22岁了。我真的想要孩子。"她慢慢地说，然后向我俯下身来，面露喜色。"可是你知道吗，"她说，"当我怀孕的时候，我意识到我的男朋友是个混蛋！他偷了我的钱，不让我给朋友打电话，我不想要他的孩子！"

"所以这对你来说是个不错的选择。"我说。

"是的，"她坚定地说，"我经历了这么多。但我现在有工作了，我自己能赚钱，我有地方住。我不必照他说的去做。"

"所以你要离开他？"我问道。

"我已经离开他了。那是我为自己做的第一个真正的决定，这是第二个，堕胎。""你看起来很坚强。"我说。

"也许吧，"她说，"不知怎么的，当我知道自己怀孕的时候，我意识到我落入了一个陷阱里。但奇迹出现了：我逃出来了。"

在诊所工作是我的生活变得难以形容的开始。我的很多故事都很难说出口，没有人会在聚会的时候讲那样的故事，讲到最后说"但孩子3天后死于败血症"，或者"然后我们把老人的腿切除了"。也没人会在聚会时讲堕胎诊所里的血会从下水道里流出来。无论如何，我所能讲的故事对我遇到的女人来说似乎都不公平，所以我开始保持沉默，这已成为我职业生涯的一部分。我按照原来的生活方式过了一阵子，骑着自行车在我所在的城市里转一转，跳跳舞，却开始觉得越来越不真实。我无法把我在诊所外的生活和我在诊所里听到的故事联系起来。我在夏末辞去了那份工作，正如我在得到那份工作之前所计划的那样，我搬到了纽约。如果说我在奥斯汀的生活不真实，那么纽约的生活就是超真实的，而我一直置身于它之外。我进入哥伦比亚大学攻读艺术硕士（MFA），参加写作讲习班，班上师生会对我们讲述的故事给予充满热情的简短关注。当一个朋友怀孕的时候，我想，做母亲是一件神圣的事情。我遇到过一位母亲，她为了养活孩子而放弃了她不朽的灵魂，但我没说。我也跟普通人一样祝贺她。我认识的女人爱上了男人，我想，他看起来是个很棒的男人。但有时他却想杀了她，我的思绪在葛洛莉亚的大腿处上上下下地搜寻着缝线。她现在又可以走路了，她会留下瘢痕的。

关于堕胎权的公开辩论仍在继续，有时还会爆发争吵，但是似乎总是与胎儿——那些滑溜溜的小生命，与那些我自己都无法长时间凝视的肉体或妇女几乎毫无关系，这些争辩似乎主要是关于男性政治家和抽象的道德。当然，没有任何政治讨论能达到内叶丽的决心、葛洛莉亚的善良和索契特尔的力量的一半。当我在不真实的生活中漫游时，大城市美丽的秋天变成了冰冷刺骨的冬天，我的思绪继续回到诊所。咨询室对我来说是神圣的，在那里，妇女们分享着她们在其他地方无法讲述的故事。我记得索契特尔那双粗糙小手触摸我时，我立刻意识到她说的是实话。那个空间，那个诊所，是真实存在的。

一天晚上，我和一位一起做硕士项目的作家朋友一起坐在可以俯瞰晨曦公园的长椅上，她从一个长颈瓶里呷了几口龙舌兰酒，说自己在纽约也感到不安。

"我一直在考虑退出这个项目。"我说。

"我也是，"她说，"但我不知道我还能做什么。我一直想成为一个作家。"

"当然。"我说。

从长椅上，我们可以看到公园的树梢，哈莱姆区的灯光延伸到另一边。

"你要去做什么？"她问道。

"我要上医学院。"我毫不犹豫地说。就在我说这话的时候，计划开始成形了：我想回到诊所，回到倾听故事的空间——但更重要的是，我想让我的生活再次变得坚实。我想工作一整天，在一天结束时看看我做了什么，我想成为有用的人。

"嗯，"我的朋友说，"这很有意义。"

第三章 》

我在2006年12月离开了写作项目，迈出了通往医学院道路的下一步，去了俄勒冈州的波特兰参加"postbac"（一个学士学位后的医学预科项目）。这些课程是专为那些希望在一年内完成所有医学预科课程——普通化学、有机化学、物理、微积分和生物学——的受虐狂学生们设计的。6月初，我在克雷格列表网站上找到了一个房间，我的父母开长途车将我送了过去。

波特兰是一个充满自由主义的城市，我的一位女同性恋朋友决定把她和她的伴侣已经厌倦了的双头假阳具送去回收站，城市的工作人员会二话不说地把它拖走。市区内有死火山，附近有很多瀑布，我觉得有点压抑（我曾经挥舞着双手，对着60英尺高的瀑布说过"得克萨斯有一种微妙的美""这里不全是浮华和骚动"）。我搞了一辆红色的自行车，命名为"吱吱叫"，并记住了元素周期表。整个夏天鲜花盛开：邻居的院子里种着罂粟花，我去图书馆的路上，西番莲攀上了栅栏。

我的家在东南侧，是一个小小的安全港，住着许多刚搬到波特兰的年轻人。这里有房东科里，他是一名摄影师，曾在一艘商业捕蟹船上工作过；有莎拉，美丽的澳大利亚女人（最喜欢的动物是袋熊）；还有希瑟，一个很正派的人，为大学生提供咨询服务。希瑟有一只患有基因缺陷的白猫，名叫布莱恩，它喜欢在白色的东西（地毯、被子、纸）上大便。有一次，布莱恩被卡在离地面只有4英尺的树上，我们都聚集在院子里笑它。

我在家里感到快乐，但在学校却感到孤独。这是我自己的错，我让自己相信我是一个"作家"——一个与一般医学预科生截然不同的人。其他的医生都是乏味的，他们似乎只穿雨具。波特兰所吹嘘的时尚和酷劲在波特兰州立大学的普通化学课程中并没有体现出来。

说实话，我的优越感来自恐惧。我担心所有这些人，这些乏味的人，他们都是适合学医的，而我自己永远也成不了一个好医生——就凭我的文科学位，我的游手好闲，还有我的黑色幽默感。我十分冷静，当我真的担心自己不够好时，我会这样告诉自己。于是，我在教室里独自坐着，反复琢磨着各种元素，直到有一天我坐在了弗兰克身边。

我上课迟到了，手里拿着一杯咖啡，雨水从我巨大的棕色夹克上滑落下来。为了不被化学教授发现，我从侧门溜了进去。但所有的座位都坐满了。我步履沉重地踏上教室里的阶梯，感觉自己马上就要暴露了，直到有人嘶嘶地低声说："这里，你可以坐在这里。"

那个人是个身材瘦削的年轻人，一头金黄色的卷发，脸上挂着大大的微笑。"感谢上帝，"我低声对他说，"我害怕所有这些人。""我也是！"他低声说着，拍了拍我的胳膊。

弗兰克和我立刻就认清了对方。我们都在某种程度上躲藏着，以为真正的自己永远进不了医学院。他——自初中以来第一次——试图掩盖自己是同性恋的事实。我们对医生的看法基本上是没有根据的，因为我们俩在成长过程中都没有接受过正规的医疗护理教育，但我们是认真对待医生这个职业的，我们认为，医生都是白人直男。他们是理性的生物，满足于在实验室里度过一千个阳光灿烂的下午，浸泡大鼠的肺以提取一种蛋白质。他们很平静，还有点缺乏幽默感。

弗兰克和我不是那种人。我们笑着上完了普通化学课，令我们共同震惊的是，我们考得很好。"我们懂得科学！"当我们拿到成绩单时，我们尖叫起来。

我们也嘲笑我们的家人。我给他看了一张我在房车公园时的照片，照片上的我牙齿是歪的。"太难看了！"他高兴地低声说。"完全正确！"我说。夏末，弗兰克和他的家人去湖边共度周末，他给我详细地讲述了有趣的细节：他同他的新任继父、母亲和一群表亲一起，住在湖边的一间小屋里。他的外祖母玛是弗兰克生命中最稳重、最慈爱的人，但她没有跟他们一起来。为了这次旅行，他们攒了一年的钱，可是弗兰克的妈妈一直都很紧张，甚至还从码头上摔了下去。他说我是唯一一个能和他一起开怀大笑的人。

夏末秋初，我和弗兰克成了每节实验课的搭档，每晚都在一起学习。在关于爬行动物肾脏的三堂课上，弗兰克就在我身旁静静地织毛衣；我为褐家鼠写了一首诗，惊叹于蝮蛇的洞察力（它们头骨上的凹坑能感应来自老鼠温暖身体的红外辐射，神经科学研究表明，毒蛇的红外成像功能就像我们肉眼的光学成像一样）。在实验室里，我们研究了斑马鱼的电特性，使用简单的仪器把酸转化成盐。"瞧！"弗兰克的手在烧杯上挥舞着说，"科学！"

弗兰克和我能在科学课上取得好成绩，这一直让我觉得是个奇迹。但我们做到了，主要是因为我们一起疯狂地学习。随着我和弗兰克的关系越来越好，我开始摒弃原来我认为自己很酷而不适合做普通的医学预科生的想法。我们硕大的课本成了一种荣誉的象征，我们可以自豪地把它从一个地方带到另一个地方。我们互相安慰着，如果弗兰克能在医学上有所成就，那么我也能；如果医学院能成为一个让我们遇见真心朋友的地方，那么也许我们都会过得很好。

在完成习题集的间隙，我们会分析彼此与男人的关系。弗兰克迫切地想要恋爱，而我不缺爱，我对恋爱关系没有真正的方向感。

"你为什么要吻他？"当我告诉他我随便吻了一个我认为不太聪明的男人时，他尖叫起来。

"我真的不知道。"我说。他惊奇地看着我。在弗兰克看来，一个本来很容易找到真爱的异性恋女人，却似乎在毫无意义的邂逅中徘徊，这是在浪费他人渴望已久的机会。有时他会计算一下，如果10%的人是同性恋，其中一半是男性，这之中又有20%的人在他的年龄范围内，那么他有可能在每100人中找到一个人谈恋爱。这意味着波特兰人口的1%，或者，他会乐观地说："在这个玫瑰之城，我就有近6 000个潜在男友！"

但在我们的医学预科学习中，我们醒着的时候，大部分时间都待在这个社区里，机会就显得渺茫了。申请医学院的焦虑，以及试图符合某些典型的好医生的理念，在弗兰克身上起了作用。虽然我们社区里没有人对弗兰克态度刻薄，也没有人告诉他同性恋者不可能成为医生，但弗兰克得到了一个微妙的信息——就像我得到的一样——医生是一种特殊的人群。"我很担心，"他告诉我，"我如何在面试中把它隐藏掉？"

"你一定要把它藏起来吗？"我问他。

"是的。"他说。我想他比我更了解这个问题。弗兰克在班上大多数人面前都放不开，每当我们离开校园，他才会高兴起来。他听到我那些愚蠢的笑话时总是笑得很夸张，笑得近乎歇斯底里。

弗兰克在尤金上大学的时候，同性恋社群是他生活中充满活力的一部分，但他并不认为在那里能找到天堂的感觉。"有时候我觉得这里的同性恋群体是病态的，"他伤感地说，"我在高中的时候过得很糟糕，师长们总是教导我们要憎恨自己，又说我们应该敞开心扉，去爱一个人，从而证明你确实讨厌自己的一切。"

随着阴雨绵绵的秋天过去，昏暗多雨的冬天紧随其后，我和弗兰克从学习上的伙伴变成了真正的朋友。市中心的一个公园里有一排他喜欢的亮黄色的树，它们的颜色能一直保持到11月。下课后，我们手挽手经过那些黄色的树下走到鲍威尔书店旁，我开始读诗，弗兰克给我讲奶油蛋糕的制作方法。星期天，他会过来吃晚饭。那年冬天，他胃口不太好，但他喜欢我用大比目鱼做的墨西哥鱼肉卷，那鱼是我哥哥从阿拉斯加寄来的。每次我都会让弗兰克带着一个装满鱼的特百惠盒子回家。

但是到了1月，冬雨让我感到沮丧。冬雨，阴暗，苦学MCAT（医学院入学考试）。为什么偏要离开那个冬天阳光明媚的得州呢？

"雨润花红！"弗兰克说。我也给他起了个绰号叫"温带雨林"。

"温带雨林，"我跟他说，"我也懂得自然！"

一个星期四的下午，弗兰克和我坐在我们常去的咖啡店的沙发上，我们一起做有机化学的家庭作业。我跟他抱怨新来的室友罗恩，他每天用抗菌肥皂洗两次澡，还因为我碰了他的盘子而两次对我大喊大叫。弗兰克建议我们用科学"干掉他"，我们俩对这个想法咯咯地笑了起来，然后变成俩学霸，在有机化学实验室进行了为期3天的实验，从茶叶中提取了咖啡因。"能用咖啡因吗？"弗兰克问。

我们认为可以用咖啡因杀死一个令人讨厌的室友，咖啡因可能会造成他心律失常。然后我们又讨论了其他的事情。弗兰克担心通不过MCAT考试。

我的外祖母出钱让我参加MCAT预备课程，但弗兰克没有得到这样的资助。他告诉我他很沮丧，真的很沮丧。为了让自己感觉好些，他尽力去做一些他认为有用的事情——锻炼、编织、去看他的辅导员。他还服用了抗抑郁药，但是没有任何帮助。我们在沙发上聊了一会儿，靠得很近，我们的手臂都碰到一起了，然后我们走到书店那，我在那里遇到了另一个朋友，弗兰克便跟我道别了。他不太喜欢与朋友的朋友交往，长期以来养成了对生活的某些部分保密的习惯。星期天晚上，我没有给弗兰克打电话，他也没有给我打电话。这是几个月来我们第一次没有共进周日晚餐。

星期一，弗兰克失踪了，早上8点的生物课，他错过了一次测验，这完全不是他的风格。我给他打了电话，并留了言：温带雨林，我是瑞秋。你缺考了一次测验！我为你担心，给我回电话。

我很担心弗兰克，我们的朋友艾米开车带我去弗兰克家找他。门是锁着的。院子里有一棵山核桃树，我捡起掉落在地上的山核桃，扔向他的窗户。那是2月，山核桃因腐烂而变软了。我扔出去的山核桃打中了弗兰克家的窗户，但没有反应。

艾米开车送我回学校上有机化学课，弗兰克又错过了一场考试。不应该啊，他在有机化学课上名列全班第三，并以此为傲。他从来没有旷考过。考试后，我骑自行车回家。我在网上查到了弗兰克的室友迪恩，在迪恩上班的时间，我给他打了电话，让他回家看看弗兰克。他同意了，他说他会直接回家。

时间过得很慢，我坐在卧室靠窗的座位上，看着远处柏油路上的树叶被风吹得乱飞。我不知道我在那儿坐了多久，但我终于意识到迪恩没有回电话。

当我赶到弗兰克家时，我看到法医的卡车停在外面。房子前门开着，我走进去，看见迪恩和一个穿着警察制服的男人，还有一个穿着连衣裙的女人静静地站在门厅里。

"不会吧！"我说道。

"瑞秋。"迪恩叫我，我从未见过他。

"弗兰克？"我问道。

"我很难过。"迪恩说着向我走过来，紧紧地拥抱着我，抱了很久。不用谁说，我知道弗兰克死了。

"你打电话来的时候，"迪恩说，"我没意识到，我不知道他在他的房间里。"所以当弗兰克悄悄自杀时，迪恩正在隔壁房间里睡觉，当他回到家时，迪恩发现他的室友已经死在床上了。

"哦，天哪，我很难受。"我说。

"我不知道。"他重复道。

"你当然不知道。"我说。

"你想要……你想坐会儿吗？"他问我。于是我在沙发上坐了下来，旁边是一个陌生的女人，她自称是一名社工。

"有一张纸条，"他说，"我回来时见到的，你想看看吗？"

迪恩说当时他真的无能为力，我附和着他。

在那张纸条里，弗兰克描述了他是如何用咖啡因自杀的。他用了我们在有机化学实验室里学过的一种简单的方法，并做了充分的研究，精准而有效。他甚至描述了研究咖啡因致死剂量的过程。

弗兰克写道，他酝酿自杀已经很久了。他曾经想过从波特兰的一座桥上跳下去，但他说不想让自己的身体全泡在水里。（我记得一天晚上，在一座桥上和他道别，他挥挥手，拎着书包蹦蹦跳跳地回家去了。那时候，他似乎并不怎么在意水。）

弗兰克在纸条后面写道："妈妈、外祖母，我爱你们。"他的母亲和外祖母还不知道他已经死了。警察现在在往他们家赶吗？

我的名字和电话号码，还有另外两个朋友的名字，都写在信纸的底部。弗兰克非常认真，他知道我们会通知任何需要知道的人。

我没有去看他的尸体，但法医告诉了我房间里的情况。地毯上散落着咖啡因片，电脑上显示着关于咖啡因的维基百科页面，一个特百惠盒子里装着我做的鱼，在他的床头柜上放着——也许是他的晚餐，也许是第二天的午餐？

此后几天，我因悲伤而功能失调。有人给我带来了吃的，最后我还是吃了。很多人打电话来表示慰问，在我筋疲力尽的那一刻，我把响个不停的电话丢进了床边的水杯里，这算是一种解脱吧。

我的新室友约翰·约翰逊开车载着我出去转，他在我哭泣的时候抱着我，陪我通宵玩棋盘游戏或看《周六夜现场》的重播——陪我做任何能让我从失落中振作起来的事情。当我睡着的时候，我梦见我和弗兰克在一起。我在梦中说："我松了一口气！我还以为你死了呢！"弗兰克笑了，摇了摇头。然后我醒了，想起发生的一切时，我又开始哭泣。

我和弗兰克的母亲通了几次电话，她在遗书上找到我的号码后，打电话感谢我跟弗兰克做过朋友。她让我把弗兰克最喜欢的毛衣带回家，火化的时候给他穿上。约翰正准备开车送我直接过去，她又打电话来，改变了主意。

我周围的人们都温柔地安慰着我，他们跟我说不要着急，如果我需要停课，或离开学校一段时间都没问题。"医学院也跑不了。"他们说。

所以，我在家里待了几天。我一直在想：我会坐在谁旁边上课？我的实验室搭档又会是谁？

那周晚些的时候，我父亲给我打了电话。

"我替你难过，孩子。"他说。我们聊了一会儿，然后我告诉他我正在考虑休学。

"我认为不好，"他继续说道，"这是一件可怕的事情，这是你第一次遇到这种事，亲爱的。但你知道吗？这不会是最后一次。"

我沉默了。他的声音里透着坚定的语气，这是我在那周里从未听到过的。

"你知道我从大学退学了，"他说，"嗯，我刚开始在阿肯色州上学时，有一天我回到家，发现我的朋友用猎枪把他自己的脑袋打爆了，我就离开了，我离开了，再也没回去。但那不是我最后一次失去这样的朋友。你明白吗？你不能退学。""爸爸——"我说。

"不，现在听我说。我爱你。我了解你。我可能比任何人都更了解你，因为你和我太像了。我知道你是个什么样的人。你祖父是海军陆战队队员，第二次世界大战中，他在太平洋前线作战，战后只有20%的士兵幸存下来。他所有的朋友都战死了，一个接一个地，他最好的一个朋友就在他旁边被子弹击中脸部。你知道吗，瑞秋？"

"什么？"

"你爷爷活着回来了，他是个快乐的人。听着，瑞秋。他是个快乐的人。"

"爸爸——"我开口说。

"听我说。你的祖母，50多岁时被诊断出癌症，是她开始教书才几年时的事情。你知道她怎么做的吗？"

"怎么做的，爸爸？"我平静地问。

"她继续教书，做了双乳切除手术，做了化疗，做了放疗，与癌症抗争了20年。她没有停止教学工作。有一天早上她醒来发现脚趾甲都掉了，你知道她又做了什么吗？"

"爸爸，祖母做了什么？"

"她穿上袜子和凉鞋就去上班了。你就该这样，孩子，我知道你行。这就是你的祖辈，你在骨子里就该这样！"

作为工人的爸爸是不会抚慰痛苦的，他知道我有多痛苦，因为他也经历过，但他一直期待我能付出最大的努力。

我没有退学，没有停止去上课。尽管很长一段时间我都在想，我是否辜负了弗兰克，因为我没有在悲伤的沙漠中为他走得足够久，但我从未忘记父亲的话——这就是你的祖辈，你在骨子里就该这样！

弗兰克的葬礼于接下来的周末在他的家乡举行，我和我们的朋友迈克尔开车过去，山路上有雪。迈克尔的黑色汽车停在海外战争退伍军人协会（Veterans of Foreign Wars，VFW）的院子里了，我们看到参加葬礼的人们聚集在荧光灯照射下的会议室里，弗兰克的遗像挂在前面的墙上，墙面上装饰着VFW标志、战争纪念品，还挂着海报板与社区公告，另一面墙上挂着匿名戒酒互助社的十二条原则。到场的人们形形色色：几个预科生、一群来自尤金的年轻人，还有弗兰克的家人。有几位穿着牛仔裤和衬衫的继父，弗兰克的妈妈穿着一件长长的黑色连衣裙，而他深爱的外祖母——在他年轻时曾是他的精神支柱——则面无表情。

"你是瑞秋，"我自我介绍时，她说道，"他爱你。"

"您是外祖母，"我说，"他非常爱您。我很难过。""好可怕。"她说。

我对自己那张平静的脸感到尴尬，因为周围的人都在哭泣。"对不起，我哭不出来了，"我说，"我在家里哭了很多次。"

"别担心，亲爱的，"她说，"人们用不同的方式表达他们的悲伤。"于是，又一个比我还要痛苦的人伸出手来安慰我，这已经不是第一次了。

葬礼来得很突然，安排得也很匆忙，但每个人都尽了最大的努力。弗兰克的母亲为这个仪式准备了令人心碎的幻灯片：弗兰克幼年和童年的照片，还有弗兰克最喜欢的两首歌——一首是莎拉·麦克拉克伦的，一首是安东尼和约翰逊夫妇的。接下来是弗兰克从高中毕业到上大学时的照片，弗兰克留着一头长长的金色卷发，他这样做是为了让自己看起来像一个优秀的预科学生。最后是我认识的那个26岁的弗兰克，他精力充沛，穿着印有元素周期表的T恤开怀大笑。

讲话的牧师不认识弗兰克，他说了很多，在仪式结束时，他说弗兰克的母亲想要跟大家说一件事。她说的是："我想让每个人都知道，弗兰克并不是有意离开我们的。"

事后我与弗兰克的母亲交谈时，她的思路变得很清晰，她知道一些抗抑郁药会增加自杀的风险，她想起诉给弗兰克开这种药的医生。"你怎么看？"她问我。

"我不知道，"我说，"我想我真的不知道。"

她试着去理解死亡的意义，而我在接下来的一周里以弗兰克的名义参加了各种各样的纪念活动，我看到很多人也跟我一样去参加了这些活动。有些人说，他自杀是因为他是同性恋，他是被医学预科课程强行"归正"的；一些人将其归咎于抑郁症；还有一些人默默谴责他的家人；也有人指责恐同社会。我自己也不太明白。在悲伤中，我拒绝一切解释，每种解释仿佛都是给弗兰克的生命或死亡贴上标签，会对他这个复杂而美丽的人造成伤害。

不过，我确实感到内疚，简单解释一下就是：这就是你的错，你应该已经知道的，当他告诉你他情绪低落的时候，当你开玩笑说要用咖啡因杀人的时候。这些都是信息，你应该明白的。

如果我在那个星期天晚上给他打电话，也许他就不会做出冲动的决定了。如果我对弗兰克更好些，或者跟他分享我的MCAT预备课程的在线考试资料。我的头脑把任何细节都扭成一团自责。

后来渐渐地，我好起来了。我接受了弗兰克的死不是我的错，也许他试图联系我，也许我错过了。他床头柜上的保鲜盒里有我送的鱼，我就这样走进了他的生活；他在遗书底部写下了我的电话号码，就这样我也走进了他的死亡。我能走进去是因为我们是真正的朋友，我们彼此相亲相爱。

一天晚上，我梦见我和哥哥一起开着我们在大学里共用的小卡车在黑暗中穿行。我们到了蒙哥马利湖边，哥哥慢慢地把卡车开进了浅水区。黑暗中，车灯的光在水面上闪烁，哥哥默默地向我点了点头。我拉了拉门把手，走到水里。我俯下身，开始用手在水中搜寻，我知道我在寻找一具尸体，但我不知道是在找我自己的尸体还是弗兰克的。最后我找到了他，他瘦了，浑身滴水，已经死了。我轻轻地把他从水里抱起来，放到卡车的后座上。我坐到哥哥身边，我们开车离开了。

第四章 》

我参加了全国各地医学院的面试，但在得州以外的地方，我都觉得不对劲。例如，在纽约大学，所有的医学院学生都住在医学院正上方的高层里。"我们是电梯通勤！"我的导游开玩笑地说。当我问他是否有学生不想住在医学院正上方的高层里时，他抓了抓脑袋说："嗯，有一个女孩住在布鲁克林。但是她不经常和人出去玩，我想她是有孩子还是怎么了。"

在那里，面试我的放射科医生也提到了这座高层公寓。"哦，"她说，"你必须这样做。你必须住在医学院正上方的那座高层公寓里。"

当我问她，作为一名放射科医生，是不是没机会与病人交流时，她只是简单地回答："没有。"

我进入了候选名单。

在另一所不错的学校，我问一个学生小组，有多少比例的毕业生进入初级护理。

"哦，别担心，"一个学生严肃地回答，"如果你来这里上学，你不用去学初级护理。"

之后，另一个女生走过来，抓住我的手腕。"嗨。"她低声地和我打招呼。

"嗯，嗨。"我说。

"听着，我要去普通儿科。"她低声说道。"好吧。"我低声说。

"我只是想让你知道。"她低声说。

"我们干吗那么小声？"我低声问。

"我猜有些人觉得我这是在浪费教育资源，"她说，"比如，有人会说如果你去这里读书，你应该成为一名专家。"

在纽约接受了一次特别令人沮丧的面试后，我给在芝加哥的朋友乔纳森打了电话。整整一天我都在想弗兰克：他一定愿意跟我一起，穿着崭新的西装在医院里漫步。身边没有他，我感到了继续前行的压力，我要去医学院了。他更应该得到这个机会，我对他的哀悼还不够，在他死后，我很快就回到了课堂。

乔纳森说得很慢，他的声音从芝加哥传到了我这里。他说："如果我们为任何一个失去的人充分哀悼，那将花掉一生的时间。"他停顿了一下后接着说："但还有其他事情要做啊。"

有一个地方感觉不错，那就是加尔维斯顿岛的得克萨斯大学医学部（UTMB）。在加尔维斯顿，我有一群固定的朋友，是通过我的朋友玛格丽特的一位博士研究生同学认识的。他们都住在一幢黄色的维多利亚式房子里，房子位于医学院和海滩之间。每次考试后，我的朋友凯蒂都会骑着自行车来到海边，然后纵身一跃跳进大海。之后她会骑着自行车回家，用花园里的水管将脚上的细沙冲洗干净，然后走进房间，给自己倒上一杯杜松子酒和奎宁水。在我看来，那似乎是一种悠然自在的生活。

玛格丽特、凯蒂和她们的朋友埃米莉都是圣文森特免费诊所的学生主管，我在这里第一次遇见罗斯先生。圣文森特诊所是一间由得克萨斯大学医学部的学生和医生志愿者组建的免费诊所，与圣文森特教堂合作运营。圣文森特教堂历史上是一个黑人社区的中心，也是圣公会布道堂所在地。这座建筑主要面向工人阶层和贫穷的加尔维斯顿人开放，为他们提供各种重要服务。它里面有一所学校，人们可以在那里获得普通教育证书或开展语言学习，还有一个食品储藏室、一个礼拜堂和一个学前教育机构。圣文森特教堂的第二层有八个检查室，由护士管理的日间诊所和学生经营的免费诊所共用。这家主要由学生运营的诊所每周二、周四晚上和周六白天营业。圣文森特教堂除了给他们提供免费场地之外，还给诊所配备了一名由教堂支付工资的接待员、一些基本的办公室用品和设施，如打印机和互联网接入。得克萨斯大学医学部通过收取血检和巴氏涂片检查的费用来维持诊所的运作，其余的费用由补助金（包括来自得克萨斯大学医学部的一些补助金）、捐赠和志愿者劳动来支付，年度主要的筹款活动是才艺表演。

圣文森特诊所以东第二十个街区是得克萨斯大学医学部的主校区。校区由一个大型建筑群组成，主要致力于医学研究、临床教育和病人护理。除了生物科学研究院之外，该校区还有医学、护理和卫生专业相关学院的演讲厅、会议室和研讨室等功能区域。这里有多栋独立的实验楼，包括达到生物安全四级标准[1]的加尔维斯顿国家实验室，这个实验室主要用于研究麻疹、埃博拉、炭疽和其他高传染性疾病，还有一个由多家独立医院组成的医联体，分别是约翰·西利医院、丽贝卡·西利医院、圣地烧伤医院、儿童医院和加尔维斯顿医院。加尔维斯顿医院是一家安全级别最高的监狱医院，治疗来自全州的囚犯。这家监狱医院就坐落在校园里，有一座天桥将它与约

---

[1] 生物安全四级是安全等级和安全性最高的生物安全实验室。——译者

翰·西利医院连接起来。

加尔维斯顿有一个医学人文研究所，我可以在那里攻读博士学位，把我对医学和艺术的兴趣结合起来。加尔维斯顿有一条1901年修建的古老海堤，有一座水族馆，里面养着一条双髻鲨宝宝，还有一个叫作船尾甲板的潜水酒吧。在19世纪的大部分时间里，得克萨斯大学医学部一直是慈善医院中的旗舰，为全州的穷人和没有保险的患者提供医疗和护理服务。我在得克萨斯大学医学部遇到的学生都非常有使命感，他们为自己是这家历史悠久的医院的一员而感到自豪。

在我申请的时候，得克萨斯大学医学部已经开始削减慈善护理方面的费用。但当时我们对得克萨斯大学医学部的总体政策和未来走向还无法预判。2008年9月13日，就在参加得克萨斯大学医学部面试的前一周，我打开电脑，看到了加尔维斯顿遭洪水淹没的新闻。

想真正了解加尔维斯顿，你需要先了解飓风。堰洲岛是用来保护大陆免受风暴侵袭的人工岛，当飓风来袭时，像加尔维斯顿这样的堰洲岛就会首当其冲。

1900年的飓风"大风暴"已经永远地改变了这座岛屿的历史，也改变了岛屿的性质。"大风暴"来临之前，加尔维斯顿是美国西南部的主要港口。南太平洋铁路从这里开始。19世纪，随着棉花、小麦和烟草从这个港口流转到各地，这个小镇迅速发展起来。随之而来的是大批移民，加尔维斯顿移民数量如此之多，甚至被称作"南方的埃利斯岛"[①]。1865年联邦废奴令到达

---

① 1892年，政府在埃利斯岛（Ellis Island）设立入境检查处，这是移民史上的一个重要事件。从1892年至1954年的62年间，经埃利斯岛进入美国的移民人数高达1 200万，埃利斯岛从此成为美国移民的地标性岛屿。——译者

得州之前，加尔维斯顿一直是一个奴隶港①。1865年6月19日，人们在加尔维斯顿大街上集会，后来这一天成为美国"6·19"奴隶解放日。解放之后，加尔维斯顿的黑人公民领袖建立了得州第一所黑人高中和第一所黑人公共图书馆。政治家、前奴隶诺里斯·赖特·库尼（Norris Wright Cuney）领导黑人码头工人成立工会，为争取公平待遇进行斗争，并获得了成功。

如今，许多加尔维斯顿人都会怀念19世纪90年代，那时我们的城市飞速发展，生活富裕，文明程度很高。城市建在一个气候温和的屏障岛上，岛上有高耸的石制教堂和铺满鹅卵石的街道，还是本州第一所医学院的所在地。然而，1900年9月8日，加尔维斯顿在一夜间被彻底摧毁。

1900年的"大风暴"夺去了6 000人的生命，摧毁了岛上几乎所有的建筑。通往大陆的桥梁也未能幸免，之后的几天，这座城市与外界完全失去联系，世界各地的报纸都在发布与这场可怕风暴相关的新闻。无数的尸体遗留在残垣断壁之中，加尔维斯顿人在军队刺刀的威逼下将散落各处的尸体收集起来，装上驳船运去海葬。搬运尸体的人们都喝了发给他们的威士忌，以抵挡腐败的尸体散发出的阵阵恶臭。但是，被驳船运走丢弃的尸体又被海浪带回到岛上，最后，加尔维斯顿人只好垒起巨大的柴堆，用大火将其焚毁。

那些目击了这场飓风的人记录了当时超现实的故事：一位医生写道，他偶然发现了一具妇女的尸体，尸体上露出一个"生出一半的婴儿"。另一个人描述了这个满目疮痍的城市街道上的惨象——天方夜谭般令人难以置信。灾后，霍乱横行。"加尔维斯顿的悲剧故事，"当地实习医生艾达·帕克·奥斯汀（Ida Parker Austin）写道，"永远写不完。"

加尔维斯顿的故事本可以就此结束。但1900年是美国进步的时代，得州

---

① 从1863年到1865年，得州一直反对解放奴隶，直到法律强制推行。

人吃苦耐劳，就像他们的后代应对20世纪30年代的大萧条时进行大规模的公共工程建设一样，加尔维斯顿人对大风暴的第一反应便是快速重建——而且要建得更好。美国陆军工程兵部队被派往加尔维斯顿南部，在这片面向大海的土地上建造防波堤。这道18英尺高的海堤将保护这座岛屿免受未来任何飓风的袭击，但这意味着整个岛屿的地面必须提升。因此，加尔维斯顿人有6年时间穿行在木制栈道上，与此同时，他们用绞车把劫后余生的建筑物从地面上拉起，从海湾中抽出的淤泥被泵入岛上，形成新的、更高的岛屿地面。今天，我们还能看到当时的地面提升对岛屿造成的特殊地貌改变——整座岛屿的地势从海拔18英尺高的海堤缓缓下降到微微高出海平面的百老汇大街，再延伸到岛北侧的海湾。

1901年元旦，加尔维斯顿《每日新闻》发表了一篇文章，报道了"大风暴"造成的损失，以及当时正在进行的建造和修缮工作。标题是《加尔维斯顿向死而生！》。

加尔维斯顿幸存了下来，但它再也不是曾经那个充满希望和朝气的大城市了。妇女公共卫生协会重新在岛上种植了橡树，防波堤在一个世纪的时间里一直发挥着重要作用。

然而，这并不是对所有人都有益，当加尔维斯顿被强制隔离时，海堤就成了地理隔离线。黑人家庭被限制在岛上地势较低的北侧，在地面提升的范围之外。整个20世纪，随着黑人在这里扎根，北岛社区逐渐成为非裔美国人聚居地。

1900年以后，加尔维斯顿又经历了多场飓风，南部地区影响甚微。然而，岛的北侧，包括旧城区中心和港口区域，在1915年再次被洪水淹没，在1961年又遭受飓风"卡拉"正面猛击，北方的加尔维斯顿人只好又进行了重建。

后来飓风"丽塔"又光顾了岛屿。2005年，在飓风"卡特里娜"摧毁新奥尔良三周后，加尔维斯顿人经历了一次漫长而花费巨大的撤离——飓风"丽塔"造成约翰·西利医院有史以来的第一次全员撤离，数百名得克萨斯大学医学部的患者被直升机或救护车撤走。飓风"卡特里娜"将新奥尔良纪念医疗中心彻底摧毁，造成重大人员伤亡的可怕事件无疑让得克萨斯大学医学部管理人员们心有余悸，他们选择了在飓风"丽塔"到来之前进行全面撤离[①]。2005年的撤离花费了得克萨斯大学医学部2 500万美元，与此同时，州议会削减了大学5 000万美元的年度预算。预算削减政策、代价高昂的人员撤离行动，这两者的合力让得克萨斯大学医学部不得不放弃其作为慈善护理医院的使命，这无疑就是慈善医院在岛上终结的历史根源。

几乎所有来自加尔维斯顿、休斯敦和周边城镇的人都突然走到了路上，飓风"丽塔"造成的撤离行动是美国人因自然灾害而进行的规模最大的一次撤离行动。但最后，飓风"丽塔"出乎意料地袭击了路易斯安那州边境附近人口稀疏的地区，加尔维斯顿和休斯敦幸免于难。在大规模撤离过程中，墨西哥湾沿岸居民死于高温和过度疲劳的人数比死于飓风"丽塔"的人数还要多。

2008年，也就是我申请医学院的那一年，飓风"艾克"来了。

2008年9月11日上午，飓风"艾克"突然转向加尔维斯顿岛。美国国家气象局下午4点19分的报告如下：

---

① Karen Sexton, Lynn Alperin, and John Stobo, "Lessons from Hurricane Rita: The University of Texas Medical Branch Hospital's Evacuation", *Academic Medicine* 82, no. 8 (August 2007): 792–796.

可能危及生命的洪水！

所有的社区……甚至可能是整个沿海地区……会在风暴潮高峰期被淹没。守在独户单层或两层房屋内不听从撤离命令的人员将可能面临死亡威胁，许多直接建在海滩的普通住宅将被摧毁。在其他地方，个人财产可能受到广泛和毁灭性的损害，停车场的车辆可能会被冲走，无数的道路将被淹没……有些道路甚至可能会被冲毁。水位可能超过9英尺，这一状况的波及范围可能深入内陆1英里以上。

在岛上，在它周围的小镇上，圣文森特的病人和几乎所有其他人都紧急撤离了。五十多岁的凡妮莎住在离岛不远的地方，她以为自己和丈夫吉米能逃过这一劫。她很庆幸飓风来袭时孩子们没跟他们住在一起，这意味着她所要考虑的只有她自己、吉米和家里养的动物们。

家里养的动物包括一只曾经伤痕累累、在凡妮莎悉心照料下已恢复健康的吉娃娃，一只被遗弃在高速公路上、面带悲伤的比特犬，一只曾经受过虐待的金刚鹦鹉，每晚吉米从精炼厂下班回家时，金刚鹦鹉都会向他打招呼。吉米在高速公路上还发现了两只奄奄一息的小松鼠、一只兔子和好多只狗。

"我不会丢下我的动物的！"凡妮莎后来告诉我，"你永远不知道要过多久他们才会让你回来，可能几周都没有电或什么都没有。"为了带走这些动物，吉米把一辆拖车挂在他们的小货车后面，把它们装进板条箱和笼子里，向北驶去。金刚鹦鹉则坐在驾驶室里面。

整个沿岸地区都在进行强制撤离，他们花了近16小时驱车前往得州中部，雨不停地打在卡车上。加油站排起了几小时的长队。休斯敦的紧急避难所已经开放，但凡妮莎不想去避难所，因为在那里她不得不和她的动物们分开。再者，他们没有钱住旅馆，也没有钱去买汽油。前一年，凡妮莎因为一场车祸而背部受伤，失去了工作，所以吉米的工资是他们仅有的收入来源。

他们在拥挤的撤离交通流中向北缓慢爬行，直到抵达得州中部的一个州立公园。但他们却被拒之门外——动物太多了。当他们离开公园时，凡妮莎听到拖车里有一种奇怪的声音，她回头检查那些动物，发现一只小狗病了。"那时候我的心都要碎了。"凡妮莎说。她和吉米开车带小狗去看急诊兽医，小狗在那里接受低血糖治疗。兽医见凡妮莎和吉米看上去筋疲力尽，说他们可以在停车场宿营。凡妮莎松了一口气，流下了眼泪。他们就在那里住下了，用绳子拴起动物，一直住到可以安全返回加尔维斯顿。

兽医办公室的电视滚动着关于飓风"艾克"的报道，洪水太可怕了，已经造成19人死亡。有人养的宠物老虎在暴风雨后逃跑了，在玻利瓦尔半岛游荡。飓风于周六袭击了得州中部，但最恶劣的狂风暴雨已经过去。

医学院学生克里斯蒂·米切尔不打算撤离，她自己有房子，因为加尔维斯顿是一座由荣转衰的城市，在那里，一名医学生就可以买一座带塔楼的房子，她的部分资金来自学生贷款。她是圣文森特的一名学生主管，也是一名与该岛关系密切的四年级学生。风暴前一天，当国民警卫队来敲门时，克里斯蒂正在烤饼干。

克里斯蒂撤离了，但近1/3的加尔维斯顿人并没有撤离，他们决定在防波堤上的船尾甲板酒吧里迎接风浪。他们认为"艾克"只是二级风暴——听起来没那么糟糕。

飓风是根据风速来分类的，作为二级飓风，"艾克"的风速高达每小时110英里（1英里≈1.61千米）。飓风"艾克"造成如此大的破坏，不仅仅是由于强度，还由于它的影响范围，它的直径近600英里，覆盖了墨西哥湾的大部分地区，并在它来临之前引发了大规模的风暴潮。风暴潮袭击了加尔维斯顿，防波堤保护了岛屿北侧的建筑，但风暴潮将海水推入海湾，海水从后面淹没了岛屿。就像1915年和1961年的情形一样，岛上北部的情况最为糟糕。洪水淹没了圣文森特教堂幼儿园所在的整个一楼，楼上的医务室没受到影响。

"每个人都知道这个社区会被洪水淹没，"圣文森特教堂的牧师迈克尔·托马斯·杰克逊对我说，"我们现在在海平面以下3英尺的地方。"就像新奥尔良那样，现在加尔维斯顿也承受着同样的肆虐。黑人曾经被隔离到易受洪水侵袭的社区，现在仍然留在那里。他们在那里扎下了根——或者是因为他们无法逃离——直到飓风过后他们才得以离开。

克里斯蒂的室友丽玛在"艾克"来袭一周后，偷偷溜回岛上，手举着得克萨斯大学医学部的徽章，通过了3个检查点，这些检查点的国民警卫队队员胸前抱着巨大的枪支，不停地走动，盯着通往该岛的堤道。"我只是说'我们是得克萨斯大学医学部的'。"丽玛说。她没有说她是医学院一年级的学生。

住在加尔维斯顿公共住房里的人没有那么容易回来，许多人被巴士送往全州各处的避难所。当这些巴士试图返回时，又在检查站被劝返。加尔维斯顿在飓风来袭一周后突然取消已经实施的"望而旋走"政策，该政策使许多人试图返回家园时发现他们已经无家可归了。约有6 000名加尔维斯顿人居住的公共住房遭到了损毁。圣文森特教堂没有受到破坏，北侧许多被洪水淹没的建筑也没有受到破坏。多年来，人们一直在争论为什么公共住房要被废弃，而不是被修复，许多人认为这是一种蓄意驱逐穷人的行为。即使在联邦政府下令重建之后，加尔维斯顿也在拖延公共住房的重建进程。与此同时，过去住在那里的人们（包括许多爱加尔维斯顿的人，以及几代人都住在镇上的人们）则分散在州内外。

经过警卫队时，丽玛看到失事的船只残骸散落在路边，沿途都是破碎的木材和瓦片，在加尔维斯顿东端绵延几英里。恶臭的积水已经退去，留下了一层厚厚的污泥，里面含有来自加尔维斯顿和得克萨斯城被水淹的炼油厂里的砷和铅等污染物。

得克萨斯大学医学部也在百老汇大街以北，所以大多数建筑的一楼都被淹了。医院的骨干员工在风暴中坚持留了下来——如果有必要的话，他们有足够的能力运行一个简单的急诊室和手术室。由于发电机在被洪水淹没的地下室里，医院停电了，医生和护士们在黑暗中度过了暴风雨肆虐的那一天，听着风雨击打着医院。当一名技术人员设法接通了电源，打开医院塔顶上红蓝相间的得克萨斯大学医学部标识灯时，所有人都欢呼起来。灯光在满目疮痍的岛上发出了一个强烈的信号：医院开门了！

加尔维斯顿国家实验室是得克萨斯大学医学部的一座建筑，它没有受到洪水的影响。该实验室具备防飓风的功能，所以那里只有两处受损迹象。在一楼的入口，迎宾地毯全湿了。由于备用电源出现故障，只好杀死数百只用于医学研究的动物。

在风暴过后的几天里，进行病人护理的医院和对温度敏感的实验室等重要的建筑物恢复了电力供应。其他地方，电力（包括空调用电）均被切断。在得克萨斯大学医学部解剖实验室，一年级医学生在飓风来袭前正在解剖的尸体已经在高温下腐烂。丽玛和她的同学没有机会去做解剖了，错过了成为医生的一个重要仪式。

到了克里斯蒂的家，丽玛打开门，发现自己很幸运：洪水刚好涨过地板，浸透了地毯，然后从下面的通风道流出。但是一股腐臭的气味充满了整个房间，丽玛循着味道找到了厨房——一块腐烂的黄油，是克里斯蒂留在灶台上的泡芙饼上的。

圣文森特教堂在丽玛溜回岛上的那天就已经开始为人们提供服务了。杰克逊在风暴发生两天后回到加尔维斯顿，作为最早一批回乡者，他还带领圣文森特的工人们把教堂变成了重要的服务中心。红十字会空投了些食物、冰块和必需品，杰克逊先生和他的团队就在街上分发这些物资。

医学生分散在全州各地，得克萨斯大学医学部的未来将何去何从？学生们经营的免费诊所需要几周时间才能恢复服务。诊所恢复营业后，克里斯蒂和其他学生主管在岛上四处搜寻，试图找回他们的病人。他们挨家敲门，留下传单，打听周围的人有没有看到某某病人。他们搜寻的地方，大部分是没有保险的病人居住的岛屿北侧的房子，房子都被摧毁了。大多数人都走了，但还有一些人住在这些残破的房子里。

"我不确定我们在病人家里找到了多少人，"克里斯蒂说，"但不是很多。"在一所房子里，一个男人有腹水（他肚子里的液体，就像罗斯先生那样），严重到克里斯蒂在街上就能诊断出来。她鼓励他到圣文森特去看医生。"我不知道他是否曾经去过医院。"她说。

学生开办的免费诊所重新开业的那天，圣文森特教堂门口排着长长的队伍。他们中的大多数人是比奇医生的长期病人，比奇医生是该诊所的教师发起人，他已经为圣文森特的一些病人治疗了几十年；他有病人们的手机号码，会通知他们诊所开业的事。比奇医生是那天第一个到达的志愿者，他的病人们看到他时，都站起来欢呼雀跃。

得克萨斯大学医学部入学面试只得改期，飓风过后大约6周才终于在休斯敦的一所医学院举行了。我在加尔维斯顿的朋友告诉我，岛上的情况仍然很混乱。仍有船只残骸堵塞了一些次要道路，许多医学生被送往州内其他医院，得克萨斯大学医学部急诊要到明年夏天才会重新运行。

在我参加岛外面试的过程中，为了让我们能选择加尔维斯顿，医生们播放了得克萨斯大学医学部的医学生制作的一段视频，这段视频展示了医院、研究大楼和一些岛屿——都是在风暴前拍摄的。视频快结束时，一名医学生突然从一棵巨大的橡树后面跳出来，说道："加尔维斯顿绿树成荫！"听到这句话，坐在我旁边的那个穿着西装和牛仔靴的高个子医生躲开了。加尔维斯顿的数百棵橡树被海水淹没。当时我并不知道飓风及其造成的后果会对我的医学教育产生多大的影响，我不知道这场灾难会像飓风"卡特里娜"那样不成比例地影响穷人的生活，即使我知道这一点，我也会想这不可能跟我有什么关系。医生们传达给我们的信息是，到我们班在医学院三年级开始临床轮转时，医院肯定会全面运营起来，如果医院还在运转，一切都会好起来的。

不管怎样，加尔维斯顿很有韧性，这个小镇在1900年的"大风暴"中幸存下来，人们经历了多年的恢复和重建。这家医院有长达一个世纪的照顾最需要帮助的病人的历史。当然，在这座城市非常需要帮助的时候，得克萨斯大学医学部一定会挺身而出。

我收到了来自加尔维斯顿的博士录取通知书。当我打开它的时候，我记起在飓风过后的几天里看到的飓风"艾克"的视频。记者们从直升机上拍摄了被洪水淹没的北部社区，在洪水中间，一间房子里的煤气管道着火了，那架直升机一直在那座孤零零燃烧着的房子上空盘旋。

第五章 »

飓风过后，苏珊·麦卡蒙和她的丈夫更换的第一件东西就是他们的钢琴，早在成为头颈部肿瘤外科医生之前，苏珊已是一名音乐家。那时，她会告诉你钢琴和外科手术同样都会用到小脑、肌肉和中枢神经，你一遍又一遍地练习一个特定的动作，几千次之后，事情就发生了变化——音符变成了音乐，手术则变成了一件美妙的事情。

在得克萨斯大学医学部，苏珊在飓风来临之前一直是个忙碌的外科医生。她经常同时负责两个手术室。她训练初级外科医生，并在一个委员会工作，该委员会跟踪为贫困病人提供的资金的使用情况。这个委员会的目标似乎相当明确：用有限的资金为没有保险和贫困的病人提供尽可能多的护理。她还修读了医学人文研究所的课程，并以作为一所可以给没有医保的病人提供跟有医保的病人一样的医护服务的医院中的一员而感到满足，因为头颈部肿瘤病人通常是工薪阶层或穷人。虽然苏珊很忙，但她精力旺盛。她对医学所赋予她的职责感到如鱼得水，对她来说，成为一名医生就是成为一个完整的人。

苏珊在暴风雨刚刚过去的几天里一直很忙，她首先关心的是去寻找她那些正接受放疗的病人。头颈部肿瘤的治疗几乎总是多层次的：可能需要化疗、手术和放疗等过程。苏珊知道，任何放射疗法的中断（哪怕只有几天）都可能降低病人的生存机会。放疗的中断会使更强的、抗辐射的癌细胞得以增殖。因此，苏珊和护士们一起立即开始努力，避免耽误这些病人的治疗。

由于岛上的撤离令仍有效，他们面临很大的困难。苏珊住在达拉斯的一家长住旅馆里，加尔维斯顿的病人则分散在州内外。固定电话不通，移动电话服务也参差不齐，苏珊的许多病人（那些住在街上或加尔维斯顿救世军收容所的可怜的病人）都没有手机，但是她竭尽所能地去寻找他们。休斯敦的安德森癌症中心医务部同意接收得克萨斯大学医学部在风暴来临时正在接受积极放射治疗的癌症患者，为他们提供几周的治疗。所以有些人在那里得到了治疗，还有些人在其他地方得到了治疗，而有些病人却找不到可以继续接受治疗的地方。

她的下一步计划是着手安置医院的外科医生，以便他们可以继续接受培训。苏珊买了一台传真机，并在旅馆里设立了一个临时办公室。她开始给州内外的实习医生培训项目部打电话，请他们接收得克萨斯大学医学部的实习医生——至少一两个月。这些工作都是很具体的，那段时间苏珊忙得忘记了灾难。

然后她回到岛上，来到诊所，她的房子毁了，她的工作还在，她自己的车还在，她的丈夫和她的狗还在，那条狗在灾难中照样打呼噜、流口水，就像以前那样。他们搬进了得克萨斯大学医学部附近的一套二层公寓，安顿下来。得克萨斯大学医学部也是一个烂摊子，但仿佛奇迹一般，它并没有关门。约翰·西利医院被水淹后，当地政府开始安排得克萨斯大学医学部的病人到大陆求诊。

苏珊和她的同事们能够使用大陆的诊所甚至手术室，因此许多得克萨斯大学医学部的患者能够继续接受他们需要的治疗。苏珊为能继续工作感到幸运，甚至有点内疚。在风暴过后的几周内，近3 000名得克萨斯大学医学部的员工因裁员而被突然解雇（RIF政策）。一般来说，不能没有理由和正当程序就解雇国家雇员，但在危机情况下，国家可以制定RIF（精简机构）政策，并在没有其他原因的情况下解雇员工。没有人能搞清楚RIF的逻辑——从初级医疗助理到拥有30年经验的外科医生，所有人都被裁掉了。随着裁员浪潮席卷整个社区，像苏珊这样还有工作的员工开始觉得自己很幸运。事实上，许多医生也是无事可做。随着主要医院的关闭和病人的大量减少，突然之间，习惯于每周工作80小时的专业人士有了大量的时间，多么幸运啊，3 000名员工被解雇，墨西哥湾沿岸的其他地区陷入困境，而他们却什么都不用做。

这种幸运最终会产生一种沉默的效果：那些现在认为自己有工作是种幸运的人们，大多对得克萨斯大学医学部的变化保持沉默。当时苏珊还不知道这些变化对她的病人的影响有多深。飓风过后，得克萨斯大学医学部的管理部门决定学校不能再提供没有资金支持的医疗服务。因此，苏珊的癌症病人们都收到了一封由当时的校长本·雷默签署的信，信的开头是这样的：

> 亲爱的（患者名）：
> 我们遗憾地通知您，由于飓风"艾克"对得克萨斯大学医学部的医疗设施和设备造成的破坏，得克萨斯大学医学部医生苏珊·麦卡蒙将终止与您的医患关系。由于这个原因，我们将无法继续在得克萨斯大学医学部为您提供医疗服务。

苏珊是在她的病人拿着这样格式的信件到诊所询问她情况时才知道这个消息的。他们不敢相信，苏珊这么多年来一直悉心照顾着他们，怎么会抛弃他们。苏珊从她那眼含泪花、双手颤抖着的病人手中接过这封信时,她也不敢相信这是真的。"苏珊·麦卡蒙将终止与您的医患关系……"大学不能这么做,不能对癌症患者这样,那些患者失去治疗就将必死无疑。

在医学院,我们知道放弃治疗是绝对不可以的,一旦医生与病人建立了医患关系,就不能突然中断。如果必须中断,则要经过一个过程:向病人解释情况,将对他们的护理交接给另一位医生,直到交接完成。当病人得到可怕的诊断时,我们学会告诉他们,我们将陪伴他们度过整个过程。无论疾病多么严重,无论治疗多么困难,我们都不会抛弃他们。对于一个被诊断出患有可怕疾病的人来说,这可能是微不足道的安慰,但承诺不放弃有时是我们能给予的唯一安慰。

学校强迫医生抛弃她的病人,这种做法令人震惊,苏珊起初并不相信。她开始打电话,询问答案,电话打给越来越高层的人士。在每个层面上,得到的答案似乎都是肯定的,他们是要这样做。州政府已经削减了得克萨斯大学医学部的贫困护理资金,事实上,得克萨斯大学甚至在"艾克"来袭之前的几年里就已经逐渐减少了贫困护理资金。曾在圣文森特教堂主管妇女诊所的妇产科医生梅尔勒·勒尼汉与一个名为加尔维斯顿县免费护理监测项目的社区组织合作,汇编了数据,该数据显示自2005年以来,得克萨斯大学医学部已经拒绝了越来越多没有资金支持的病人。在2007年,即风暴来袭前一年,转到得克萨斯大学医学部的无资金支持的病人中有62%得到了治疗。

到2012年,也就是"艾克"过后的第四年,只有9%的无资金支持的病人被收入院。用于无保险的病人的资金总额在收入中的比例稳步下降,从2005年的18%下降到2007年的12.5%,而在2009年(灾后的第一年),得克萨斯大学医学部只有2.6%的收入用于无保险病人的医疗[①]。

梅尔勒认为，这些数字与得克萨斯大学医学部作为公立医院（非营利性的、从州政府和联邦政府获得大量资金的医院）的地位不相称。在全国范围内，公立医院在2012年平均花费了13%的收入在无资金支持病人的医疗上。梅尔勒的数据表明，得克萨斯大学医学部的数据与营利性医院的平均值更为接近。

因为在飓风来临之前，用于慈善救助的资金已经被削减了，一些人认为飓风为得克萨斯大学医学部提供了一个完美的掩饰，使其能够完全实施已经开始的计划。另一些人则更同情这所大学：2005年，飓风"丽塔"来袭时，学校进行了一次代价高昂的撤离行动，经受住了州预算削减，随后在飓风"艾克"来袭时又遭遇了严重的洪灾，但得克萨斯大学医学部居然还在运行，真是个奇迹。

撇开政治不谈，苏珊无法理解这封信的逻辑。信里用了她的名字，正因为如此，她的病人认为是苏珊选择了抛弃他们。那些苏珊喜欢的病人们会问："为什么你再也不管我了？"有些人的手术是苏珊亲自做的，有些人的癌症正在恶化，急需她去做手术。她试图解释那不是她的选择，根本不是她的选择。但不论怎样都没有解决问题：他们很生气，而她就是摆在他们面前的那个人，信上有她的名字。

这封信的第二个问题是，把穷人被遗弃归咎于飓风"艾克"造成的破

---

① 这些数据来自加尔维斯顿县免费护理监测项目对得克萨斯大学医学部财务报告的独立审查。它们可在网上查到，标题是《2012年更新：实现对得克萨斯州加尔维斯顿县现有的免费和降低成本的医疗保健的合理公开披露》，2016年5月17日登录，http://gulfcoastinter.org/yahoo_site_admin/assets/docs/2012_Update_Clearing_the_Fog.185150259.pdf。

坏。在大陆的诊所里，苏珊注意到得克萨斯大学医学部的付费病人按照严谨的程序进进出出手术室。飓风"艾克"造成的破坏并没有阻止得克萨斯大学医学部为他们提供医疗服务。

公开谈论他们的无资金支持病人的得克萨斯大学医学部的医护人员可能会被提醒裁员的事情，并被告知慈善护理资金的削减有助于该机构在医院恢复期间继续支付员工工资。医护人员感觉被工资玷污了，就好像他们是以病人的生命为代价而获得工资的。即便如此，得克萨斯大学医学部的医护人员还是设法推动该机构为那些再也不会来医院的病人提供最后一次医疗服务，在最后的医疗服务中，苏珊会尽她所能帮助她的病人。在她的办公室里，她会尽可能地照料他们的伤口和肿瘤，她会为他们清洗气管口（这些管子伸入他们的喉咙，帮助他们绕过肿瘤实现呼吸），并为他们开出控制疼痛的药物处方。护士们会打电话到附近的医院，试图找到一个安置他们的地方。但化疗、手术和放疗是制约因素，她的病人需要这些医疗服务才能活下去，而她再也不能为他们提供这些医疗服务了。

没有手术室的外科医生还算是什么外科医生？一个好的医生，当她所在的机构迫使她放弃那些显然需要她帮助的病人时，她会怎么做？

苏珊开始沿着海岸开车去寻找这些问题的答案。她在加尔维斯顿的病人分散在各地，很多人住在离海较远的地方，那里没有被飓风"艾克"带来的洪水淹没，这些病人也收到了同样格式的信函，苏珊多次打电话也联系不到他们，所以在飓风"艾克"过后的几周里，她开上她的大众小汽车，出去找他们。她不习惯"艾克"给她带来的所有空闲时间，于是她开始行医。

天气很好——阳光明媚，凉爽宜人，这是这个城镇被摧毁后你所能想象到的最完美的10月。

离开加尔维斯顿的废墟，驱车穿过海滨小镇，听着巴赫的《哥德堡变奏曲》或他的《中提琴和大键琴奏鸣曲》，感觉就像度了个假。与加尔维斯顿相比，这些城镇的完整程度令人吃惊，橡树生机勃勃，餐馆正常开门营业，人们在院子里摆着草坪躺椅和秋千架。苏珊会把车开到她能找到的距离病人最近的地方。如果她找不到要找的房子，就在街角的商店和教堂打听，直到有人知道她的病人住在哪里。美国各个贫困阶层都有苏珊的病人，他们有些住在房子里，有些住在拖车里，有些住在地面脏兮兮的车库公寓里，那里的电力来自临时延长电缆，自来水可能很难解决。他们欢迎她进来，她开始体会到每一个小房子，不管多么简陋，都能有家的感觉。苏珊从一辆拖车的矮门里钻过去，有人给她一杯自来水，病床常常占据了里面的大部分空间，所以随后她被邀请坐在前面的折叠椅上。她意识到自己相对他们来说还是富裕的，并对自己拥有那辆不大的车感到庆幸，那辆车不算破旧，医生开也不会掉价，但在任何社区里看起来都不显眼。

奇怪的是，苏珊的病人看到她似乎并不惊讶，就好像他们一直坐在床边，等着她走进来。这些病人处于治疗的各个阶段：有些是刚被诊断出患病的人，几周前，苏珊向他们解释说他们有很大的机会活下来；有些人卧床不起，胃里插着喂食管，喉咙里开着气管口。还有很多人的状况处在这两者之间，有些人已经做过手术，有些人没有。"那么我们该怎么办呢，医生？"他们问她，"我们该怎么计划？"

就在这个时候，令人觉得轻松的秋天变得萧瑟而飘摇，因为事实上苏珊也不知道该做什么。她的一些病人相信，护理的中断是暂时的，得克萨斯大学医学部会尽快把他们接回来。

另外一些人已经开始在其他地方寻求治疗。还有一些人病得很重，什么也做不了。她不得不告诉他们她确实无法继续为他们治疗了。

苏珊的病人问她，如果他们得不到治疗会怎么样，会不会更糟糕。头颈部肿瘤通常非常残酷，如果不及时治疗，病人会窒息而死，或者肿瘤会向上长进大脑，或者会侵蚀大动脉，使病人突然出血而死。病人的嘴巴和鼻子里还可能会流出血，除非身边有一个医生可以把这些血液引流进一根管子里；血液可能会流入肺部，病人会被自己的血液溺死。苏珊开始强迫自己说出真相——不是所有的细节，而是真相。"你会死的，"她说，"你会因此而死掉。我知道我说过你有70%的机会活到5年后，但那是在接受治疗的前提下。如果不治疗，一年内你的死亡概率将是100%。"

讲出这些话很不容易，有时候她竟说不出来，她会刻意回避这个问题，去谈论贫困护理计划和医疗补助计划的申请，即使她知道这些计划不会奏效。谈话有时是迂回的，然后她极力强迫自己说出来"你会死的"这句话，她感到这也很可怕，太难讲了。有时谈话过程是很艰难的，可以长达2小时，病人不断地说："再告诉我一次，我是为什么得不到治疗？"所以她会尽力重复一次缘由。有那么一两回，她到了病人家门口，静静地在车里坐了几分钟，然后又开回加尔维斯顿。

不过，她觉得这些对话必须面对面进行。她无法理解那种格式的信件，那种无关痛痒的语言实际上意味着流血、窒息和死亡。她的病人至少应该亲自去听一听，听她把事情说清楚，于是她来到了他们的家里，开始了那些难以开口的谈话。

苏珊处在一个陌生的领域，超越了医生讨论死亡的指导性原则。作为一名外科医生，她受过训练，知道如何应对不好的诊断结果，她知道如何告诉病人治疗无效，如何告诉病人他的病无法治愈。她的很多病人已经去世了，因为癌症病人经常会这样。但这次不同：她不能把死亡归咎于癌症本身，即使这种疾病令整个医学界束手无策。这种情况让人觉得不正常，她不知道该怪谁。保险制度吗？国家吗？飓风吗？作为得克萨斯大学医学部工资名单上的一名雇员，苏珊觉得自己与病人们得不到照顾有一定关联，所以有时她会责备自己。她觉得自己真的一无是处：一个无法动手术的外科医生，一个治不好癌症的医生。

然而，她还是有些想法的，她可以去安慰她的病人。她可以到他们家里去，俯下身来安慰他们。她可以为他们清洗伤口，更换输液管，为他们开止痛药。每次同病人见面前都要先洗手，有时为了洗手，苏珊不得不先把水池里的餐具洗干净，然后收起来，因为她的病人都是孤身一人，而且病得很重，像洗餐具之类的东西也都想不起来了。所以她往往会先洗碗再洗手，然后开始探视。这些动作有些奇怪，但也很熟悉，博蒙特郊外的房车公园里进行着同样的古老程序：洗净双手、检测生命体征、记录病历、实施护理。有时邻居或邻居的孩子生病了，苏珊也会去看望他们。

然而，有一些病人并不希望这样。他们不需要她的安慰，不需要她的双手，也不需要一个遵从不放弃对病人的治疗这一道德准则的医生。他们想要手术、放疗、化疗和治愈。他们想要活下去。

苏珊理解，也许甚至当他们生气的时候苏珊还会感到一丝放松，因为她有点想为她的"罪行"受到惩罚：她有这份工作，她身体健康，在一个没什么人做手术的时期，她丝毫没少拿薪水，休息时甚至还可以开车沿着海岸兜风。她只是想通过这一整套复杂的方式舒缓自己的内疚感，所以她俯身安慰，不放弃治疗。

所以她试图在体制内解决问题，但理解这个系统就像伸手去抓烟雾一样，你会发现有时候似乎有办法回答几个问题（为什么我的病人会死？我们该怎么办？），突然答案又消失得无影无踪。在风暴来临之前，有一段时间，苏珊觉得医院慈善护理委员会的工作清晰而正确：很明显，虽然资金有限，但目标是让尽可能多的病人得到尽可能多的护理。

风暴过后，情况就不一样了，每件事的发生都是偶然的，每一个计划都无法实施。委员会有一个月没开会了，后来，委员会的成员发生了变化，在苏珊长时间地提出一些没有人能回答或不愿回答的问题之后，委员会终于解散了。当委员会重组的时候，苏珊不在其中。到那时，她已经心力交瘁无法反抗了，她不相信得克萨斯大学医学部是在试图为穷人提供医护服务[①]，她筋疲力尽了。

苏珊的大多数朋友和导师都劝她离开，他们说这种局面是无法扭转的。有些人告诉她，应该把重点放在公众健康上——通过宣传戒烟、实验室研究或政策改变来预防癌症。他们说她会累坏的，当一个外科医生不能再做手术时，她的职责就结束了，他们都说她应该离开。苏珊有很多机会可以离开，因为其他医疗研究中心都在积极招募得克萨斯大学医学部的医生。许多好医生都离开了得克萨斯大学医学部，但苏珊不能。她不断地回到那些特定的人群身边，那些政策、公共卫生和个人故事在他们的身体里变得清晰可见的特定人群，那些在得州海岸上的临时搭建的房子里等待死亡的人们。

她认为，整个经历并没有使她心情好起来，相反，这让她感觉更加沉重，她被无法改善的持续存在的痛苦压得喘不过气来，而这些痛苦的来源让人觉得是人为的。它像癌症一样复杂和神秘，她了解它在生活中的地位。癌症是有形的、邪恶的和真实的；而官僚主义则完全不然，它是被故意设计来混淆视听的，是空气中的烟雾，没人能抓得住。

[①] 2014年，得克萨斯大学医学部负责人大卫·卡兰德最终公开声明，慈善不再是得克萨斯大学医学部的"核心使命"。

2009年1月，苏珊的病人开始死亡。在头颈部肿瘤中，做过气管切开术的人和没有做过气管切开术的人之间有一条分界线：气管被切开的患者有一个受保护的气道，有一根管子从他们的喉咙通到肺部；而气管没有被切开的病人的气道就不会得到保护，所以当癌细胞堵住他们的喉咙时，他们开始无法进食并逐渐感到窒息。他们行动越来越慢，呼吸越来越少。终有一天，患上喉炎或感冒，他们的气道就会突然塌陷，然后死掉，就像苏珊的几个病人一样，他们的家人会说他们是在睡梦中死去的，死因是气道塌陷。

当病人的气道塌陷时，呼吸发出的声音被称为喘鸣———一种刺耳的喘息声。如果这些病人能在发出喘鸣声的关键时刻与随叫随到的外科医生一起赶到急诊室，就能对他们实施紧急气管切开术。但有一段时间，加尔维斯顿的急诊室关闭了，博蒙特或休斯敦的医院也离得很远——只有乘坐救命航班了。正如苏珊所指出的那样，在得州的农村，医疗保健的障碍往往早在进医院之前就存在了。做过气管切开术的病人会死于其他原因。他们的癌细胞转移到肝脏或肺部，或直接转移到骨骼并导致死亡。有一个病人的肿瘤侵蚀了他的颈动脉，最后病人因大量内失血而死亡。另一些人死于苏珊所说的"癌症减重"——他们变得越来越瘦弱，因为癌症会越来越多地消耗他们身体的能量，随后他们卧床不起，最后死去。对苏珊来说，所看到的这一切是有教育意义的，这种教育的方式有些可怕，这就是我们所说的接受训练去治疗的疾病的"自然史"。

苏珊没有参加他们的葬礼，她从来没有参加过病人的葬礼，部分原因是她觉得自己作为医生会被他们过度关注，本应沉浸在自己悲痛之中的家人还会走上前来感谢她。

苏珊觉得她的病人在死亡中越过了某种光明的界线，这条线在她和病人家人的照顾与上帝的照顾之间。她不信教，但她能够清楚地看到所有死去的病人，她想象着他们并排坐在亚拉巴马州莫比尔市政府街长老会教堂的高长椅上，向下看着。那里的装潢是纯金的，丝绒般柔软，光线下扬起金色的尘埃。苏珊的病人向下看着，她可以看到他们的脸，他们似乎要教她一些东西，虽然在这些情况下，她还不知道他们要讲什么。

第六章 》》

2009年1月，苏珊的病人开始陆续死亡，随后的那个夏天，我搬到了加尔维斯顿。我整个夏天都在医学人文研究所攻读博士学位，持续到8月医学院开学。整个夏天，我都听到有人讲圣文森特的故事。玛格丽特是那里的学生主管，她和她的朋友们在医学院的夏季野餐会上讲到了圣文森特的故事。我听说有个病人即将死于肝癌，却没能被列入器官移植名单——大概是因为他曾经吸食过海洛因，但这真的不是因为他没有保险吗？还有一位被诊断为精神分裂症的妇女，她拒绝接受所有药物治疗，还因为在街上大喊大叫而多次被捕。还有一名医学生，他试图治疗一群不断互相传染梅毒的人。他开玩笑说："我需要马上把他们十个人都送进诊所，这样我们才能确保他们同时得到治疗。"

在我的后院，这些患精神分裂症、梅毒、癌症的人，以及那些没有保险的注射海洛因的罪犯都是谁？听起来都像是陌生人。

一个星期四的下午，大约在我开始上医学院的一个月之前，玛格丽特借给我一件白大褂，带我去了诊所。我们开车穿过岛屿的北侧，离开了得克萨斯大学医学部和过去的市中心，圣文森特教堂伫立在一大片被摧毁的街区和空地中间。岛屿北侧在飓风"艾克"之后一片惨淡，教堂里却一片忙乱。门前的街道上停满了汽车，更多的人则步行或骑着破旧的自行车前往诊所。我能听到户外扬声器里播放的音乐。教堂不同于它周围的任何建筑，周围有灌丛：绿色的灌木沿着外墙种植。在未来的几年里，圣文森特会变得更加鲜亮，壁画会从主楼蔓延到篮球场，再到门前的人行道。配置了运动器材的"希望之路"将被专门用于步行，一座社区花园也将拔地而起。

玛格丽特领着我走上了室外的楼梯，来到教堂的二楼。我们打开门，径直走进诊所的候诊室，十几个人抬头看着我们。他们都是没有保险的人。

没有保险的人们或看杂志，或低头看手机，或者和陪同前来看病的亲戚聊天，谁知道要等几分钟还是几小时。一个小女孩趴在她妈妈的腿上睡觉，一对夫妇紧张地拉着手。在我看来，他们很普通，因为那时在得州，26%的人没有保险——包括我在阿兰萨斯港认识的许多人，也包括我的哥哥马特，他后来成了一名商业渔民。

我对圣文森特的病人的第一印象是普通。在我的脑海中，候诊室里的患有癌症、精神分裂症的病人和海洛因注射者都只是普通人。如果我害怕这些人，那他们就会看穿我，他们会注意到我的白大褂太大了，并意识到我对医学知之甚少。

多年来，令我震惊的是，在学生诊所运营得如火如荼的时候，圣文森特教堂却出现了分裂。如果你走进候诊室，向左拐，进入办公室，你会发现大多数在那里工作和做志愿者的人都是非裔美国人。如果你走进候诊室，向右转，穿过大厅走进医务室，那里大多数医学生和医生都是白人。病人聚集的候诊室是混合的。历史上，圣文森特教堂一直是黑人工人和志愿者的地方，服务对象主要是黑人。这家诊所有点不寻常，负责监督的志愿者医生比奇是白人。学生志愿者是一个多元化的群体，但他们（和我一样）大多还是白人。据杰克逊说，这引起了一些人的担忧。了解美国黑人医学和科学实验历史的社区成员担心医学生会在病人身上"做实验"。从某种程度上讲，的确如此。我们不是在那里做科学研究，而是在那里学习。

飓风"艾克"过后，加尔维斯顿岛的人口结构发生了巨大变化。加尔维斯顿历来以黑人为主的社区受到洪水的冲击，许多黑人居民被迫离开该岛。加尔维斯顿的政治领导人反对重建对于圣文森特教堂里许多人至关重要的公共住房，教堂开始为更多的白人服务。这种转变让圣文森特的一些非裔美国工人和志愿者感到烦恼。当情况开始改变时，人们说："天哪，我们在为敌人服务。他们不愿为我们服务，现在我们却为他们服务。"

但这座教堂并没有停止为加尔维斯顿提供服务。"人们来这里是为了希望，我们尽力给他们提供物质上的帮助，那就是我们的工作，"杰克逊说，"我们就是这么做的。"

在圣文森特的头几个月里，我从未向左转过。我匆匆穿过候诊室，奔向安全的临床区。在那里，穿着短白大褂的学生们像小鸟围着一把种子一样，围着检查表挤成一团。这就是我在临床区找到的归属感。

我在圣文森特诊所第一天见到的第一个就诊者的情况很简单：她需要进行入职体检。我跟在一名三年级的医学生后面，他把就诊者叫进检查室，开始凭记忆背出问题。发热了吗？畏寒吗？出汗吗？头晕吗？咳嗽吗？咳嗽有血吗？肚子疼吗？胳膊和腿麻吗？晚上起来小便吗？躺下时感到呼吸急促吗？晚上睡觉换了几个枕头？问题没完没了。她是一个健康的26岁女孩。我很惊讶，这个学生居然能凭记忆记住所有这些问题。我很快将在《系统检查》一书中学到这些：这些问题是很方便的工具，可以筛查病人身体所有器官、系统的症状。我静静地坐在另一名学生旁边的椅子上，这些问题在我脑海中一闪而过，就像去诊所见习的时候我脑海中浮现出的那些医生的解释（从我们必须使用什么抗生素到如何检测血糖，再到把窥器放在哪里）一样。那个学生滔滔不绝，我知道我永远也记不住，我甚至都不确切知道血糖是什么。

经过快速的身体检查和医生的检验，我们在第一个就诊者的表格上签了字，把她送走了。

"她可不是你平常在圣文森特见到的病人，"那个三年级的医学生转身消失在候诊室时告诉我，"你在这里看到的大多数人都会病得很重。"

8月底，我和230名医学新生在一个盛大的仪式上穿上了自己的白大褂。作为飓风"艾克"之后得克萨斯大学医学部的第一批医学新生，我们被称作整个岛屿希望的象征。我们的白大褂上别着金色徽章，上面写着"得克萨斯大学医学部：我们不因暴风雨而停摆"。我的父母开车到加尔维斯顿参加了这个仪式，并在黄房子的院子里烤了鸡胸肉来庆祝。

除了我们的白大褂和飓风徽章外，每个医学新生都得到了一个相同的带有得克萨斯大学医学部标志的黑色背包。我们都背着这样的背包，我们都用同样的课程表。所以当课程开始的时候，我们会成群结队地从教学楼走到解剖实验室，再穿过校园回到格雷夫斯大楼去做实验或者参加叫做PBL（基于问题学习）的小组讨论课。

我们讨论的病例是基于得克萨斯大学医学部的实际病人。在我的第一节PBL课上，我们讨论了一个病人，他要求做整形手术来修复他在逃避警察追捕时造成的伤口。

"好吧，那么做这个手术时你们需要了解哪些解剖结构？"我们的组长向聚集在讨论室的10个人发问。我们可以听到在我们下面的第一层楼里因修复而发出的嗡嗡声和撞击声，那里在飓风"艾克"期间被淹了。

"他在监狱里，对吗？"我的一个同学问。她是一名来自达拉斯郊外的白人女性，在进入医学院之前曾在急诊室工作。她知道所有医学术语的定义，并在我们思考出结果之前迅速给出了答案。"我认为我们根本不需要了解任何解剖学知识。"她说。"什么？"我说。

"我的意思是，他触犯了法律，"她说，"他为什么要接受治疗？"

我原以为全班会爆发抗议，但大家普遍只是耸耸肩。最后我说："宪法禁止残酷和非常规的惩罚。所以这就是为什么囚犯可以得到治疗的原因。"

"也许是这样，但不一定要我来治疗他们。"她说。

起初，我所有的同学都像她一样，年轻、焦虑、保守。有些女同学早上7点就起床了，在将要花一个漫长的上午解剖尸体之前，她们会仔细地卷起睫毛。有些人生活在一个以考试作弊而闻名的全男性医疗互助会里。每年都有一个以"白色垃圾"为主题的派对。（我该怎么做，扮成我自己去吗？）这些学生似乎准备成为弗兰克和我想象中的那种医生，我觉得自己是唯一的局外人。

我无法想象那个来自达拉斯的知道所有正确答案的女人能在得克萨斯大学医学部校园的监狱医院里帮助一个病人。然而，她会的，我们都会的。一开始，我站在一边，我看到一大群同学背着一模一样的背包，上了一节课又跑去上下一节。我在医学院的校园里并没有感受到什么启示、生活的改变或者超越，感觉就像初中一样。

由于玛格丽特和她的好朋友们要到圣文森特教堂表演，我被吸引了过去。一旦我在学校里学到了一项新技能（身体检查啊或是病例记录啊），我就可以作为一名志愿者在诊所里付诸实践。我开始躲在年长的学生们身后，然后跟一个较高年级的学生一起看病，后来就和一个一年级的同学一起工作了。

我接待的第一批病人中有一位来自萨尔瓦多的年轻人，他的手背上有一块皮疹。我们说西班牙语，我的西班牙语对话能力很好，在一个双语的医学课堂上，我学会了如何用西班牙语进行系统检查。"你有过心悸吗——当你注意到自己的心在胸腔里跳动的时候？"我问。我很高兴地一口气说出了有关咯血、排尿困难和勃起困难的问题。我很自豪自己知道这些西班牙语术语，一点也不觉得尴尬。

我在系统检查中发现的唯一问题是耳鸣：他的耳朵嗡嗡作响。

"哦哦，什么时候开始的？"我兴高采烈地问他。

"14岁的时候。"他说。

"后来发生了什么事？"我问，"你是不是听了很多很吵的音乐？"

"不完全是，"他说，"我参加了战争。"

"战争。"我重复道。

"我猜是因为当时枪声很响，而且我的枪离我的耳朵很近。"

他来自萨尔瓦多，在那里，一场我所知甚少的血腥内战持续了13年。父亲失踪、妹妹被谋杀后，他被迫加入了一个准军事组织。现在他在加尔维斯顿，在一家景观公司工作。

系统检查后，我开始进行体检。他手背上的疹子是红色的，还有点剥落。我在想这是否与他的工作有关，但不确定。我需要问医生。

他的心脏听起来很健康，肺部听起来也很健康。在他的右小腿上，有一个巨大的伤疤。"你的伤疤是从哪儿来的？"我问。"在萨尔瓦多。"他说。

"发生什么事了？"

"嗯，有一天他们朝我开枪，我从山上摔了下来。"

如果当时我不是一年级的学生，我可能就不会在系统检查的时候问所有的问题。我本应该只做局部的检查，而不是全面的体检，那样就只能看到他手上的皮疹，可能就没有机会听他小时候被迫当兵的故事了。

那么，这些信息重要吗？这些信息都没有改变我们对他皮疹的治疗：简单的类固醇霜加工作时戴手套的建议。这是最普通的疾病，治疗起来也很容易。

我正要离开房间时，他提醒我他还患有耳鸣。"你有治我耳鸣的药吗？"他问道。

我说没有。

"没关系，"他说着，耸了耸肩，掌心朝着天花板，"真的没关系。"

在诊所之外，我大部分时间要么在解剖尸体，要么在疯狂地记忆神经、动脉、肌肉的名称和位置。我曾希望解剖实验室能让我心烦，如果解剖死人真的让我心烦意乱，那么我肯定是正常的、充满人性的、健康的、情感完整的人。但事实是我不但没有感到心烦意乱，反而是深深着迷了。进入解剖实验室，我很快就可以达到正常状态，正常到可以切肉、锯骨头，正常到可以把一个人的心脏握在手里，正常到可以把我戴着手套的手伸入一个死去的女人的手臂皮肤下面。

解剖实验室有漫长的历史。

我们所知道的最早的解剖学文献是由埃及医生在公元前2000年左右写成的。从那时起，医生就一直在解剖尸体——尽管在许多地区，人体解剖是非法的。其中最著名的解剖专家是安德烈亚斯·维萨留斯，他是一位生活在16世纪的杰出而进步的解剖学家。在维萨留斯之前，奥斯曼帝国和欧洲的医生都相信希腊医生盖伦的著作，他死于200年左右。盖伦的解剖学著作被认为是绝对正确的，维萨留斯时代的医生们会让技术人员进行解剖，自己则站在一旁阅读盖伦的著作。医生是不应该被死尸弄脏自己双手的，从古希腊时代起就有这样的传统。

年轻的维萨留斯给医生们展示了另一条通往知识的道路。在他20岁出头的时候，他开始进行细致的解剖，证明盖伦认错了几个结构。在某些情况下（如盖伦所说，心脏上的小孔使血液从左向右循环），维萨留斯发现盖伦完全错了。这对16世纪的医生来说是一个重大的挑战。维萨留斯通过著作号召医生们一定要学会俯身，亲自到人体内寻找真理。

随着维萨留斯的名气越来越大，他开始在观众（包括医学专家和好奇的公众）面前解剖。在他的伟大发现中所使用的许多尸体都是被判了刑的新近被处决的罪犯的尸体。

为什么维萨留斯会去解剖罪犯的尸体？在某些情况下，死后由医生解剖是对罪犯的惩罚。解剖尸体就是亵渎它——实际上就是剥夺它的神圣感。

在我的经验中，解剖确实是一种亵渎。如果我们学生在第一天接触要解剖的尸体时还心存敬畏的话，那种敬畏感会随着尸体被切成薄片、被剁碎、被肢解而消失。我们走近一具具有某种神圣感的尸体，把它们解剖成非常具体的部分。

西方医生会回避解剖我们认识的和喜爱的人的尸体，因为他们对我们来说是如此神圣。陌生人就没那么神圣了。而那些对社会犯下某些大罪的人的尸体，则似乎属于最容易被解剖的一类，在别人看来，这些人的生命没有神圣感可言。因为死刑犯的生命不会被认为是神圣的，所以他们的尸体会怎样也就无所谓了。

然而，从死刑犯身上获得知识是为了丰富我们所有人的知识。在著名的《人体构造》一书的序言中，维萨留斯写信给查理五世皇帝，说他需要得到其资助才能出版他的书。"陛下，"维萨留斯写道，"没有什么比研究更令人愉悦或更受欢迎的了，在研究中，我们认识到身体和精神，以及从两者的和谐共存中最终在我们自己身上散发出来的某种神性。"从被解剖的罪犯尸体上获得的知识，可以帮助我们了解皇帝的圣体。

我在解剖实验室的时间是有灵性的（向我展示身体和精神结合的神性），这种灵性只是一闪而过。我对解剖学很感兴趣，但基本上是冷漠的。没有了生命的气息，我面前的尸体就成了有用的东西。

正如解剖学有历史，被解剖的尸体也有政治倾向。在美国早期，医学院解剖的尸体几乎都来自有色人种社区[1]，西南部的医生解剖美洲土著的尸体。奴隶主把被奴役的人的尸体卖给医学院，这些人死后仍被视为财产。死于内战的非裔美国士兵的尸体被军医解剖，他们渴望磨炼自己的手艺。因为白人医生无视有色人种的神圣性（只是象征性的生命），他们的尸体被认为适合解剖[2]。

在某些情况下，实际上有人强迫奴隶挖出并偷走其他非裔美国人的尸

---

① Edward C. Halperin, "The Poor, the Black, and the Marginalized as the Source of Cadavers in United States Anatomical Education", *Clinical Anatomy* 20 (2007): 489–495.

② Jason E. Glenn, "Dehumanization, the Symbolic Gaze, and the Production of Biomedical Knowledge", in *Black Knowledges/Black Struggles: Essays in Critical Epistemology*, ed. Jason R. Ambroise and Sabine Broeck (Liverpool, UK: Liverpool University Press, 2015), 112–144.

体。1852年，佐治亚医学院买下了一个名叫格兰迪森·哈里斯的奴隶。哈里斯被派去从当地公墓里抢掠其他黑人的尸体。通过在医学院工作，哈里斯对解剖有了更多的了解。美国南北战争后，他成了一所医学院的老师，而正是在那所医学院里他被奴役过。

不论是现在还是当时，偷窃尸体进行解剖都是违法的。确切地说，出售尸体和尸体部件也是非法的。所以，在今天的美国医学院里，尸体都是他人捐赠的。有些是由那些对他们所得到的医疗服务心存感激的人捐赠的，他们想要回报这个行业和其他病人。有些是由那些不想或无法负担火葬费用的死者家人捐赠的。鼓励人们向科研捐赠遗体的网站经常强调，所有的费用都将包括在内。（其中一个网站上写道："MedCure提供免费服务，包括运输、火化，以及在6～12周内将火化后的骨灰送还家属，或在海上抛撒。"）

捐赠的遗体中有多少比例来自贫困人群，并没有确凿的数据。也没有关于其种族的确切资料。事实上，非裔美国人的医疗虐待问题一直存在，这使得黑人社区的一些人不愿捐赠。2004年对马里兰州的一项家庭调查发现，同意"白人患者在医院得到比其他种族或民族更好的照顾"这一说法的人更不愿考虑捐赠遗体[1]。有些人出于经济动机的捐赠是因贫困所迫，而不是因为心存感激。

医学院教导学生们要记住那些心怀感激的捐赠者——那些想要回报医学界的人，鼓励我们把他们的尸体当作"礼物"。

然而，接受给予有时候也是残酷的，尤其是无法衡量价值的"礼物"。"我怎么才能报答给予这份'礼物'的人呢？"一天晚上，我的朋友凯蒂在

---

[1] Boulware et al., "Whole-Body Donation for Medical Science: A Population-Based Survey", *Clinical Anatomy* 17, no. 7 (October 2004): 570–577.

医院忙碌了一天而我在解剖实验室里待了一天之后，我们坐在黄房子的前廊下，我问她。

"你没办法的，"她说，"这是不可能的。这份'礼物'太厚重了。你只需要尽可能多地学习，并努力成为一名真正的好医生来报答。"在凯蒂看来，医学院的学生应该在我们无法偿还的人情债务下努力学习才对。

我觉得凯蒂的观点很好，也很正确。这种政策涉及的另一个方面是那些穷到付不起埋葬费用或火化费用的穷人，那些人，那些人的遗体。在解剖实验室，我们医学生已经开始通过那些穷人的遗体学习解剖，从他们身上获得的知识使我们成为医生。每当我看到别人肩膀的时候，我就会想象出皮肤下的肌肉、骨骼、神经和动脉，通过这些特殊的身体，我学会了像医生一样看东西。

如果你充分相信生物化学和解剖学的真理，当社会政治组织把这个特殊的遗体交到你的手中时，你根本不会在意那些遗体身上所遭受的苦难。

有一周，自打飓风"艾克"过后就一直运转不正常的得克萨斯大学医学部空调全都坏了，课程被取消了，那些日子里，我们的解剖学教授把冰块倒进装着尸体的像棺材样子的钢罐里。这些容器的两端各有一台绞车，两个医学生拉动容器两端的绞车，尸体就从保存液（浸尸液）池中升起，用于当天的解剖。空调恢复后，我们用绞车把身体吊起来，罐子里满是融化了的冰，尸体上的液体溅得我们的鞋上到处都是。在尸体的胸肌和肺被移除的地方之间，一丛蓬松的白色霉菌在高温下开花了。我戴着手套把它擦掉，继续解剖。

如果我的生命中的每一年都是医学院的第一年，我的墓碑上就会写着："她是位研究者。"专注于某些器官，似乎抹去了身体其余器官的意义，但努力学习以跟上医学院的步伐似乎抹去了整个世界。当我与朋友们失去联系时，我开始觉得曾经的生活遥不可及。凯特琳说我在她语音信箱里的留言听起来"非常专业"。以前的我已经不在了，但我还不像个医生。我只是一个小女人，一个整天不停努力记住好多东西的小女人。

圣文森特是我的解脱，我会每周去一次诊所，或者每两周去一次。在圣文森特，我可以专注于别人的疾病。

正如我到诊所的第一天那位年长的学生所强调的那样，许多病人的疾病都很复杂。我看到一个心衰的病人连走半个街区都喘不过气来；我见过患有精神分裂症和双相障碍的病人，当他们描述精神疾病给他们的思维带来的变化时，我感到非常震惊。我学会了仔细检查每一个糖尿病患者的脚，看看他们的皮肤，他们因为久病而变得麻木，可能不会注意到脚上的溃疡。

尽管飓风"艾克"已经过去一年了，但许多圣文森特的病人仍在遭受着它的影响。一位患有焦虑症的女士告诉我，自从她被迫和堂兄弟们搬进拥挤的房子后，她的焦虑症发作得更频繁了。另一个病人告诉我的朋友，她的哮喘更严重了，因为她的房子里有一只船，那只船在洪水中撞穿了房间的一堵墙，她至今还住在发霉的残骸里。

一个星期六的下午，我接诊了一个无家可归的人，他带着三个装满东西的塑料袋走进检查室。他是德兰先生，患有糖尿病。我想知道他的药物是否有效，但他真正想知道的却是我为什么没有结婚。

"没有戒指吗？"他问。

"没有，先生。""你的手和脚会感到刺痛吗？"

"是的，我的脚趾里痛，"他说，"但是你是那么可爱。""这种情况有多久了？"我问。

"很长时间了，"他说，"你知道，我也没有结婚。"

"嗯，很长时间——你是说几周、几个月、几年？"

"哦，好多年了，"他回答，"我无家可归，但我很坚强。我是一个绅士。"他笑了，靠在检查室的墙上，露出的是一个真正快乐的微笑。

"我相信你说的，先生，"我说，"我现在要检查一下你的血糖。"

"好吧，你再考虑一下。"他说。

"针扎进去的时候，你会觉得这根手指有点刺痛。"我说。

那个时候，我已经检查了十几个病人的血糖，所以我对这个操作得心应手。我用酒精棉签清洁了他的手指，用一根小针扎进指尖的肉质部分，用戴着手套的手从小孔中挤出一颗血珠，然后把这颗血珠滴到一块特制的试纸上，把试纸插入手持血糖仪。通常血糖仪会给出一个数字——对于空腹者来说，血糖低于120毫克/分升是正常的。

这一次，血糖仪没有给出数字，而是显示"Err"（错误），于是我又试了一次。当它再次显示"Err"的时候，我跟他说我去找别人看看。那天诊所的值班主管是凯蒂，她让我用另一个血糖仪再试一次，结果还是显示错误。在刺了这个男人的手指3次之后，我们决定抽血检测一下他的血红蛋白A1c（一种可以显示过去三个月里平均血糖水平的检测方法），然后就先那样了，无论如何，我们不会因为一个血糖读数就改变他的用药。

于是德兰先生拿起他的塑料袋走了，他高兴地冲我笑着，再次请我考虑他的建议。"我们3周后在诊所见。"我说。

那天下午我离开诊所后，凯蒂给我打了个电话。"你有德兰先生的电话号码吗？"她问我。我没有。我以为他没有手机，因为他无家可归——这种假设不太靠谱。

"他的检测结果已经出来了吗？"我问。

"没有，"她说，"是血糖仪的事，我问了比奇医生，他说出现'Err'字样可能是因为德兰先生的血糖超过了600毫克/分升。"这么高的血糖，德兰先生情况紧急，如果我们当时发现了，就会把德兰先生送到得克萨斯大学医学部的急诊室，但是我们没有，我们的主治医生也没有发现，因为血糖读数是事后才知道的——他是在看过这个病人并在他的处方上签字后才提醒我这么做的。

凯蒂整个下午都在给她认为德兰先生可能会在的地方打电话——救世军收容所、为无家可归者提供食物的灵命日粮小组和耶西树组织。但没人知道他在哪里，随后她开车在岛上到处找他，但她始终没有找到。

每当我想象在医学上犯错误时，我总是想象一些更严重的事情——在术中切断动脉，或者做出错误的诊断。我无法想象一些常见的错误，比如忘记报告尿检结果或忘记登记电话号码。更重要的是，我没有预见到这样的小错误会让我的病人付出生命的代价。而且，就像我在学生时代见过的许多病人一样，我不知道德兰先生身上发生了什么事，我希望他能得到帮助。

解剖学习以残酷的多项选择题考试和实验室实习而告终，用一个词描述我们在考试前的学习状态，那就是"持续不停"。

实验操作考核前，我们聚集在解剖实验室，紧张而沉默。我们每个人都得到一个号码，然后走到印有这个号码的容器前，在每个容器里，尸体的一个结构被用彩色的别针做了标记。我们必须给出这个结构的名称或者说出它的功能，或者回答另一个关于它的问题。我们在每个容器前停留大约1分钟，然后蜂鸣器就会响，提示我们转向下个容器。

我在蜂鸣器响起之前从一个容器移动到了另一个容器，草草记下我给出的答案。在一个容器前，我迅速而自信地回答了里面的问题，所以我有时间扫视一下整个实验室。整个实验室寂静无声，当时尸体都被彻底解剖了，实验室里到处都是干净的不锈钢面板，有一条人腿被绑了起来，肌肉上的皮肤被剥去。在一个水池上，单独放着一只解剖过的人手，它那玫瑰色的指甲油依然鲜亮；另一具妇女的骨盆被一分为二，小阴唇上插着一枚黄色别针；切开的头颅从解剖开来的眼窝中向外凝视，以显示移动眼球的微小肌肉。

这就是我能看见的、也认识的、也叫得出名字的全部东西。当我抬眼去看同学们时，我注意到他们每个人都和我一样神情憔悴。长时间学习备考，我们的眼窝发黑；经常低头看尸体，肩膀都耷拉下来。一个女生皱着眉头，闭着眼睛，好像很痛苦。我也知道是怎么回事，总之就是痛苦。

蜂鸣器响了，我们一群人走向下一具尸体。

期末考试后的第二天，我去了圣文森特。我需要寻找一些正能量的东西，一些让我觉得医学是有生命的、有人性的东西。

一名55岁的高血压妇女带来了一些安慰。她在海堤边的一家旅馆工作，我们都去同一家杂货店购物，在一次社区健康义诊中，医生注意到她的血压偏高后，她被送往圣文森特诊所。她在等待预约的两周里一直发愁。

"我父亲有高血压，死于心脏病，"她告诉我，"我吓坏了。我自己也有孩子。我的儿子在大陆上大学，我还有一个小孙女。"

我查了她的病史，发现她的血压仍然很高。但我没有看到任何晚期疾病的迹象：她的心脏听起来很健康，她的脚和脚踝都很正常。然后我和医生谈了谈，听他慢慢地、平静地告诉她所有她需要知道的事情：高血压意味着什么，有哪些风险，她自己能做些什么来降低血压，我们将如何帮助她治疗高血压。

"来了就好，"医生告诉她，"在这个阶段，我们应该能够治好你，帮助你避免出现任何心脏问题。"我和医生走了出去，再回到检查室时，手里拿着她的处方。

"给你。"我说。

"我到哪儿去买药？"她问道。

"在沃尔玛应该是4美元，要是我，就会去那里买。"我说。

听了这话，她突然哭了起来。"非常感谢。"她说。

她摸了摸我从白色短外套卷起的袖子里伸出来的瘦小的手腕。"上帝保佑你。"

这只是一个普通的患者，治疗也很简单。我觉得自己做得太少了，我知道的太少了——我甚至不确定自己是否通过了解剖学考试。但当这个女人站起来拥抱我时，我张开了双臂。

第七章 »

当然，我的所有学习并非都在圣文森特完成的，在医学实践（POM）课程中，我正式学习如何做一名医生——体检、记录病例、开具证明。我学会了如何就吸烟问题向人们提供建议，何时打电话给儿童保护服务机构，以及为什么不应该与病人发生性关系（答案：因为这是希波克拉底誓言要求的）。医学实践是一个为期两年的课程，从医学院的第一周开始，一直持续到第三年我们开始进入病房。

在圣文森特，我已经学到了很多医学实践课中的技巧。但是医学实践课堂是一个受保护的空间，在那里，我可以做一个医学生真正应该做的事情——练习。不是在真正的病人身上，不是给那些得了病就不知所措的穷人，他们别无选择，只能去看学生医生。在医学实践课上，我可以在来自加尔维斯顿社区的高薪演员身上练习。

这些演员被称为"标准化病人"或简称为"SPs"，他们通过剧本来表演患有某种疾病。跟学生一样，他们学会了怎么进行体检，怎么进行病例记录。因此，每次与学生见面后，标准化病人会给学生的技能打分。

许多这样的情景都发生在一个精心设计的手术室里：我们的讲堂大楼的一个侧翼，设计得就像一个诊所。每个房间都装有摄像头，这样我们的教授就可以看到我们和"病人"的互动（我碰巧知道的），还会嘲笑我们。我的一些来自医学人文研究所的朋友兼职做标准化病人工作，他们必须把我的名字列到朋友名单上，这样我就不会走进一个不真实的诊所，发现他们假装担心一个生病的（假的）婴儿，或者试图避免暴露（假的）淋病。但是通过他们，我得到了SPs的独家新闻。是的，他们和我们的教授们都在嘲笑我们。这些事他们怎么可能不知道呢？

有一个学生很明显被教导过"临床精华"，如果病人难过，他必须伸手触摸他的病人。他伸出手，将那只安慰的手直接放在一位标准化病人的大腿内侧；有个学生告诉一个标准化病人，她的阴道分泌物"棒极了，因为我们完全可以帮你治疗"。很多人一提到阴道就会脸红。

作为医学实践课的二年级学生，我们不仅看到SPs表演的简单病例，还看到了我们委婉地称为"复杂病例"的情况。许多复杂的病例都与性有关，因为医学生都是纯真的——至少在得州是这样。我们很擅长学习。确实是很擅长，但这种学习能力未必能永远保持下去。在20世纪70年代，医学院会向医学生展示色情作品，这样当病人描述他们的性行为时，他们就会对所发生的情况有一些了解。

其他的病例只是具有社会复杂性。有一个对止痛药上瘾的病人；一个患有妄想症的年轻母亲，她故意让她的孩子生病。还有一对来自乌拉圭的美国兄弟，他们拼命地说服我不要向他们想象中的父亲透露他们患有胰腺癌，兄弟俩都很棒（演得很棒）。他们尖叫着，在空中挥舞着双手，其中一个——出于我永远无法理解的原因——额头上全是假血（我猜是假的）。

"在乌拉圭，"他喊道，"告诉他这样可怕的诊断是错误的！"

"如果你告诉他，你会害死他的！"他哥哥尖叫道。

在之后的反馈环节中，额头上有血的那个兄弟表扬了我。"你太冷静了！"他说，"我发现对你尖叫是很有挑战性的。"

每周，我的医学实践小组都会有人冒险去假诊所看一个复杂的"病人"。因为我们参加的是一个双语的医学实践小组（其中有些人的双语能力更强）问诊会，而病人说的是西班牙语，这会使问诊变得更加复杂。

在反馈环节结束后，学生们会得到一份关于他们问诊的DVD资料，我们这一小群人会一起观看，看自己。作为一个二年级医学生，当你在半小时的西班牙语问诊中遇到一位训练有素的演员来骗你说他有勃起问题时，看到自己讲话时结结巴巴和面红耳赤，这真是令人极度羞愧，怕是只有多喝点杜松子酒才能遮掩这种窘迫。在那些下午的时光中，我很感激通过互相观看视频，我和我的同学之间的关系不断加深。我们都很尴尬，有些人很容易被吓到。但至少我们对彼此的态度都很好。

医学实践还穿插着"临床接触"，在半天的会议中，我们这些可怜的、无能的低年级学生会套上整洁的白大褂，一路小跑到医院去见真正的医疗团队。在这些临床接触中，我们对病人进行了检查，并学习了病例，但这纯粹是为了我们自己的教育。我们所做的一切都没有对病人的护理做出什么贡献。我们用一个对病人来说没有必要的检查去打扰病人，这让临床接触变得尴尬。即便如此，病人对我们还是很宽容的。

我在圣文森特看过很多病人，但是医院给人的感觉不同。一楼仍在因飓风"艾克"造成的损毁而进行修复，一些临时步道架设在被拆除的地方，把那里变成了一个迷宫，工业风扇嗡嗡作响，戴着施工帽的工人在不停地忙碌。即使在完好的情况下，得克萨斯大学医学部的综合楼也会令人困惑。似乎违背了物理学原理，你拐了个弯，突然发现自己在一栋完全不同的大楼里，神秘的是，不论怎样，你都无法从这里进入之前的大楼。

无论我从哪一个入口进入这个建筑群，我都会立刻迷路。更糟糕的是，我们被告知要去"IMC"（过渡监护治疗病房）、"NICU"（新生儿重症监护治疗病房）或"心脏护理中心"报到，而不是去哪间有编号的房间。我总是不好意思承认我是多么路痴——我穿着白色的大褂呢，对吧？我应该知道我要去哪里！当我最终发现自己离我应该去的地方很近的时候，我就会惊惶地站在那里，直到有医疗队的人对我表示同情。

"医学实践的学生吗？"他们问。

"是啊！"感谢上帝。

在我们开始第三年的医院轮转之前，这些临床接触是为了让我们获得一些经验，也起到了唤起我们第三年学习热情的作用。那时，对我来说，任何事情都比再花一个晚上研究肾远曲小管中的钠通道更令人兴奋。所以，临床接触对我很有用。

我最初的一次接触是手术。我被邀请到手术室观察1小时，一位资深外科医生将切除一位病人的胆囊。我在手术开始后才到那里，所以我未见过病人清醒时的样子。我戴着口罩进入手术室后，却只能袖手旁观，因为不允许我靠近手术区域——我觉得我进入了一个神圣的空间。

房间是正方形的，铺着瓷砖。头顶上的灯光很暗，人们穿着浅蓝色罩衣，戴着手套，下半张脸戴着口罩，头上戴着纸帽子，静静地站着，双手交叉放在胸前（我认为，这是一种确保戴了手套的手保持无菌的方法）。在房间的中央，泛光灯的灯光倾泻而下，照在一个被布巾覆盖的女人身上。只能看到她腹部的皮肤，由于外科医生用二氧化碳给腹部充了气，她的腹部被绷紧了。通过一个小切口，外科医生把摄像探头塞进了这个女人膨胀的腹部。

"医学实践的学生吗？"外科医生打破了沉默。"是的。"我说。

"这是你第一次观摩手术吗？"

"是的。"

"欢迎。不要碰任何东西。"

"我不会的。谢谢您。"

"我的意思是，不要碰任何东西。"

"明白了。"我说，我突然觉得自己让脚底接触地面是个错误。

这个被称为腹腔镜的发光的探头安装在一个长柄工具的末端。就在外科医生努力工作的时候，手术台上的屏幕上出现了这个女人身体内部的图像。我意识到头顶的灯光很暗是为了让我们看清这个屏幕。肚子也已经鼓起来了，我们能看到里面了。

"你一定要看到这个。"外科医生对我说。为了看得更清楚，我稍微移动了一下。

这个女人的身体内部跟我在解剖实验室看到的完全不一样。她的肠子是亮粉色的、滑溜溜的，有节奏地蠕动着，她还活着。我记得我惊奇（但平静）地观察到身体内部没有流血。血液在静脉和动脉中，所以如果你小心地进入人体，你会看到平滑、表面干净的人体器官在正常工作。

按照惯例，外科医生会问我一个问题。我是房间里的初级实践生，所以我得回答任何问题。他知道我是第一次进手术室，就给我提了一个简单的问题。

"那是什么？"他问道，镜头转向腹部一个发亮的黑色肿块。

突然，我完全不知道东南西北。那个暗黑的器官是什么？我知道我们要切除胆囊。

"嗯，胆囊吗？"

"那是肝脏。"他说。当然，肝脏是腹部最明显的器官。他没有再问我任何问题，显然意识到问了也是徒劳。

手术进行得井然有序，医生小心翼翼地修剪连接胆囊和肝脏底部的组织。他完全是通过腹部的微小切口工作，在探头的指导下，用长柄工具进行剪切，他夹住了为胆囊供血的动脉及将胆汁从胆囊输送到肠道的管道。他最终抓住了胆囊并把它从切口处拉出来，拿到体外，动作干净利落，没有流一点儿血。

现实中，这个器官本身比在屏幕上显示的要小，有光泽，略带紫色。一名外科技术人员把它放入一个银色托盘中，然后纵向切开，这样我就能看到里面藏着的石头。

回到灯光下，当外科医生取下手术工具时，空气从这位妇女膨胀的腹部排出，他整整齐齐地缝合了三个小切口。这个女人的身体上能让人想起这段时光的就只有这三道小小的伤疤了。

医学实践课使我第一次走进了加尔维斯顿医院。得克萨斯大学医学部的学生第一年要接受忠诚调查和监狱工作培训。培训内容中有一项是一名身穿制服的荷枪实弹的狱警打开一个箱子，里面装满了囚犯们用普通物件制造的武器：尖头钢笔、插着刀片的塑料叉子、不知怎么磨得像冰锥的金属反射锤——一件复杂的手工制品。这种展示给我们医学生留下了深刻的印象。

狱警很自豪地说，在监狱医院里，没有一名医学生受到过伤害——尽管有一名学生曾短暂地被扣为人质。如果我们被扣为人质，我们要保持沉默，让狱警来处理。

虽然我们听到的对监狱医院的介绍没有包括对得州囚犯的医疗护理史，但我知道其中的一些。1976年，最高法院裁定，囚犯获得的医疗护理权利受宪法保护。确切地说，法官们写道，"故意漠视囚犯的医疗需求"构成了对第八修正案中规定的对其免受残酷和非常规惩罚的权利的侵犯。艾斯特尔诉甘布尔一案实际上起源于得州。一个名叫J. W. 甘布尔的囚犯被派去从一辆卡车上卸下棉包时被一个掉下来的包砸到了，事故发生后，他的背部疼痛没有引起重视，他甚至因为疼痛拒绝工作而被单独监禁。

1976年后的一段时间，得州刑事司法部（TDCJ）继续经营自己的监狱医疗体系。得克萨斯大学医学部处在这个体系的边缘，约翰·西利医院给监狱里的病人和其他病人同时提供服务。但在1979年，法官威廉·韦恩·贾斯蒂斯裁定得州监狱的医疗条件不符合宪法规定，他下令对州立监狱的医疗系统进行全面检查。这使得1983年建成了加尔维斯顿医院。

"禁毒之战"始于20世纪80年代，那时候监狱人口激增。刑事司法系统的医疗体系举步维艰，多起诉讼表明，得州囚犯受到了虐待，或者他们的医疗问题被忽视了。得克萨斯大学医学部在1994年与州政府签署了一份协议，正式接管了得州80%囚犯的医疗护理工作。这种安排被称为"惩教管理型护理"。

惩教管理型护理存在的问题也不少，其中最臭名昭著的问题存在于道森的私人监狱。道森州立监狱是一个女子监狱，那里的大多数女人都是短期服刑人员。据报道，至少有3个女人，沙巴·格林、帕梅拉·威瑟斯比和阿什莉·帕克斯在可治疗的情况下被狱警忽视而死亡。另一名妇女奥特姆·米勒因在缓刑期间违反规定而被判一年监禁，在服刑期间早产。米勒是两个孩子的母亲，当她临盆时，她感觉到抽筋，但狱警们无视她的情况，将一本经期手册扔进了她的牢房。她在牢房的马桶上生下了格蕾西·米勒，格雷西胎龄只有26周，出生4天后就去世了。

道森的问题不在于医疗保健本身。在大多数情况下，似乎是狱警忽视了服刑人员的重病诉求，没有将其传达给医务人员。

但是监狱医疗人员的短缺是出了名的。例如，只要看一下刑事司法部门的监区电话本，就会发现许多监区都没有提供24小时的医疗服务。一个关押1 300名囚犯的监狱只有11名医务人员，这个数字可能只包括一名医生，大多数员工是职业护士和助理药师。而囚犯有可能比一般得克萨斯人更容易生病：不仅是因为他们中的许多人来自贫困家庭，还因为监狱里的高传染性疾病，包括肺结核、艾滋病和丙型肝炎。州里总是试图降低监狱医疗保健的成本，就像刑事司法部门在20世纪80年代所做的那样，而得克萨斯大学医学部则努力满足病患需求。2006年，乌特姆监狱管理所的负责人告诉记者，"现在，这个系统是符合宪法的……但我们岌岌可危"[1]。所以，当我第一次走进监狱医院的时候，我心里有些忐忑不安。我知道我在那里有很多东西要学，但我却不知道从何开始。

要进入监狱医院，得乘坐电梯到约翰·西利医院的四楼，沿着普通的医院走廊走，然后左转，接着推开一扇标着"TDCJ"的非常普通的门，最后你会发现自己来到了一座戒备森严的监狱的入口。

在走进这扇门之前，我把白大褂里所有常用的工具都拿了出来，包括我的手机。我只带走一枚警徽、一个笔记本和一支笔。双扇门打开了，我进入一个不大的长方形空间。我的正前方是一堵满是栅栏的墙，中间有一扇门。

---

[1] 得州民权项目"微妙分际：得州监狱医疗危机与秘密死刑"（Austin, TX: Texas Civil Rights Project, 2011），2016年6月25日，https://www.texascivilrightsproject.org/en/wp-content/uploads/2016/04/tcrp_ thinline_2011.pdf。

我的右边有一个柜子，里面放着几个钱包和几把钥匙。我的左边，在另一排铁栅栏后面，一名狱警坐在一台电脑前。

"警徽。"他说。

我把我的徽章递给他，他把它放到一台扫描仪里，然后看了看电脑，确认我是否通过了安全检查。

"把你的口袋掏空。"他说。我只有纸和笔。

"没有手机，对吧？"他问道。

"没有手机。"我说。清晨，当一群医生和护士经过时，另一名狱警就在现场检查每个人，但当时似乎把我漏掉了。把徽章还给我后，门卫按了一个按钮，门慢慢地打开了。

我穿过一条长长的走廊，那是连接约翰·西利医院和加尔维斯顿医院的天桥。没有窗户。走廊上有一道隔板，齐胸高，把进出监狱的人分隔开。另一边，一位白衣老人正被人用轮椅推着朝我经过的大门走去。他嘴里的牙齿都掉光了，也没有镶假牙，嘴唇向口里陷了进去，他的手腕和脚踝都戴着镣铐。当我经过时，他和推着轮椅的狱警都没有抬头看我。

在走廊的尽头，另一扇金属门为我打开后，我发现自己第一次真正地进了监狱。我走进了一间大房间里，走廊上装有铁栅栏，几个角落都有通往走廊的大门。房间的中间站着一名狱警，他也被栅栏包围着。从那里，这个狱警可以看到所有的门，包括电梯门和通往楼梯间的门。我问一名狱警如何找到我要去的科室，他指给我看标有"员工专用"的电梯。在我等电梯时，一名狱警把另一个坐轮椅的人推出了对面的电梯。这个人戴着粗重的锁链，脸上戴着面具。

见到医疗队后，我松了一口气。他们把我介绍给看管我的病人的狱警，狱警领着我去病人的房间。这是一个有较高传染风险的病人，所以狱警没有和我一起进房间，但她透过玻璃墙看着我们。我所要做的就是把病史查一下，做个记录，然后就可以走了。

我的病人是一个40出头的讲西班牙语的男人。他因心律不齐入院，胸前还绑着一个心脏监测仪。一周前他在牢房里晕倒，在当地急诊室接受紧急治疗后被送往加尔维斯顿医院。从监狱到加尔维斯顿医院竟花了两天时间。我知道这听起来不太可能，但这的确是真的——巴士会在沿途不同的监狱停靠，接送乘客。这需要很长时间。

他的房间里没有椅子，所以我站在他的床边，有点局促不安。尽管如此，我们还是很容易就聊了起来。他告诉我，他在监狱的第一年就患上了心脏病，但明年就会出狱。"可是我害怕。"他说。"你为什么害怕？"

"我想在他们释放我之后做一件事情。但是我的心脏不好，我不知道我是否能做到。"

"你想做什么？"我问。

"我想爬山！"

我笑了起来，但他却十分认真。我的这位病人不仅是得州的一名囚犯，也是一名有潜力的登山运动员啊。

"我现在能做点什么？"他问我，"我要怎么治疗我的心脏？"在自由世界，这是一个很好的问题。医生们似乎总是对人们的饮食和锻炼喋喋不休，但是这里这位40多岁的病人，他想知道他可以采取什么措施来保护他的心脏，这样他就可以爬山了！我很想帮助他。

"好吧，"我说，"如果他们给你开了药，你就得吃。"

"哦，是的。"他说。

"除此之外，健康的饮食和锻炼是保护心脏的好方法。"

他的脸一下就拉下来了，他解释说他锻炼的空间非常有限。"监狱里的伙食非常差劲，"他说，"我认为脂肪含量很高。只是……这非常不好，我认为这对我的心脏不好。"

我最好的建议对他毫无用处时，我还能说什么呢？

"我想让你出去的时候能去爬山，"我试图安慰他，"我会一直对你抱有希望的。"

"谢谢。"他说。

当我们快要谈完他的病史时，一个狱警走了房间。我的病人该下楼做心脏复律治疗了，治疗即通过电击把不规则的心跳转换成正常的心跳。我以前从未见过这样的治疗方法，所以我跟着去了。

我的病人被放在轮椅上，手腕和脚踝都戴着镣铐。狱警带他搭了病人专用电梯，而我搭了工作人员电梯。然后我们分别穿过长长的走廊，进入了正规的医院。走廊来往的穿白大褂的医生几乎都没有看我的病人一眼，我跟在狱警后面走进另一间病房。在那里，我的病人被转移到床上，又戴上了手铐。狱警就在附近等着。

一个护士停在床边，迅速地在我的病人的手臂上插了一根静脉导管，什么也没说。她在导管里注射了一种药物。

"这是在干什么？"我的病人问我。

"嗯，让我看看。我想是要电击你的心脏。"

"电击我的心脏？"他重复了一遍，听起来似乎是吓坏了，语速也有点慢。静脉注射的药物一定是镇静剂。

"我是说，轻轻地，让你的心脏恢复正常的节奏。"我尽力让自己的声音听起来很自信，很平静，但事实是我也不知道到底发生了什么。房间里没有其他人跟我的病人说话——这是一个繁忙的病房，四张病床被床帘隔开，医生从一张床转到另一张床去做治疗。有人会说西班牙语吗？他们能向我或他解释将要发生的事情吗？

"好了，到你了。"医生来到我的病人床边，他拉上床帘，开始对我的病人做了些什么，但我对发生的事情非常模糊，狱警和医生挡在那，我几乎什么都看不见。他们一定又给他注射了另一种镇静剂，因为我的病人在他的身体接受电击前已经睡着了。

医生转头看到心脏监测仪开始显示出正常的心率曲线，就离开了病床。狱警拿起了一本杂志看。一切似乎都结束了。

我从房间里退了出来，匆匆穿过走廊，朝医院门口走去。我的记录写好了，我的病人睡着了。我觉得我对他无能为力——我不能帮助他在监狱里得到更好的饮食，或帮助他找到锻炼的方法，或治愈他潜在的心脏疾病。我不能给他所需的自由来治疗他的疾病，也不能保证他出狱后能得到医疗照顾。我所能做的就是和他进行一段有人情味的对话，希望这能起点作用。

我现在知道了，我的第一个监狱病人接受的治疗是通过镇静的方法使心脏复律，这在技术上是有效的，并且适合他的病情。但是，如果没有我在圣文森特诊所学到的那种人性化的交流接触（甚至连基本的礼貌性的解释——我们对病人身体做了什么——都没有），技术上有效的医疗护理也可能是一种可怕的经历。

第八章 》

4月的一天，小岛笼罩着大雾，我去神经生物学实验室里解剖一具尸体的大脑。最后1小时是幻灯片放映，一张张幻灯片都是大脑的解剖切片。在我看来，它们都是一样的：灰色的，毫无特征，皱巴巴的。我需要记住它们的名字和位置、它们的功能、与它们交流的其他大脑结构。"这些结构是什么？"我心想，"什么也不是。"我们把大脑放进器皿里，离开校园往家里走，我走在一条铺满碎牡蛎壳的小巷里，能听到实验室大楼发出的嗡嗡声，我的书包沉重地压在肩膀上。这就是我自己，我一直想死，我没有意识到这是抑郁症的症状。

我现在知道了这就是抑郁症，大约有1/3的医学生会在某个时候患上抑郁症。但后来，我认为我有一个重大发现，就清晰度来讲就像是精神错乱，就像我的精神分裂症患者描述的那样，那一刻他们意识到自己实际上是有心灵感应的，或者凝视着诊所的窗外，不经意间注意到天使的一只鸽子，它带来了上帝的信息。这种时候比我的大多数时刻都要清晰：认知显露出来，非常清晰。

我回到家，看了看我的狗，那种信息渐渐消失了一些，变得不那么引人注目，但并没有完全消失。"这不是抑郁症的症状，这就是我自己。"

这个学期过得很艰难，我在医学院和两个最亲密的朋友闹翻了。回顾过去，很难知道我是因为抑郁而失去朋友，还是因为没有朋友我才抑郁的。事情过去之后，我们又都是朋友了，但那个春天很糟糕。我和我的狗住在一栋维多利亚式房子里，那是一间破旧的二层公寓。

查理是条好狗，但它不太善于察言观色。那年4月的一天，我坐在床边哭泣，查理走过来，开始舔我的脸颊。我在想，它真好，有进步了，它想安慰我！但后来它变得很兴奋，咬了我的脸。

说句公道话，我当时也没有对它有什么情感依靠。

公寓里臭气熏天。加尔维斯顿在岛的尽头有一个回收中心，你得开车到那里去才能把需要回收的东西处理掉。就像奥斯汀的好姑娘们一样，我也愿意循环利用。但是当我神情沮丧的时候，我就不愿意在岛上走动了。我的厨房里堆满了报纸、空瓶子和没洗干净的菜豆罐头，还有蟑螂。玛格丽特偶尔会过来，出于好心，她会把我的垃圾拿下楼扔掉。

查理是我跟男朋友（现在已经分手了）养的，偶尔在深夜，当我无法忍受自己所受的折磨时（我一直想死），我会走到我前男友住的黄房子里，要求到他的房间里聊一会。但在4月的某一天，他告诉我，除非我愿意和他上床，否则就不欢迎我过去了。所以后来我就不去了，黄房子不再是我的领地了，我更孤独了。

我并不是真的（我现在要说）要自杀。我从弗兰克那里得到了教训：自杀太残忍了。但事实是，我想，是我完全相信非生命比生命本身更可取的理念使我患了抑郁症。我考试不及格，上课迟到，也不再关心自己的外表。但是没有人注意到，因为在医学院里，你可以被很多人包围并保持真正的孤独。

有3个因素帮我渡过了难关。老实说，第一个是香烟。吸烟就像挠痒痒，给我带来一丝类似死亡的感受。吸烟可以减轻焦虑，抽完一支烟后，我发现自己的心思转移到了别的事情上。当然，我不建议吸烟，但我逐渐明白了人们吸烟的一个原因。

第二个是我哥哥。当我需要他的时候，他总有办法出现。（"办法"就是接到我惊慌失措、泪眼汪汪的电话时，他就买一张从阿拉斯加飞往得州的机票，放弃几周的工作，飞来坐在我的沙发上。）他陪我熬过了最艰难的两周，静静地做越南菜，和我的邻居阿丽莎一起闲逛。

最后一个因素，也是真正救了我的一个因素，是学年结束了。那个学年结束后，我拒绝了一份去哥伦比亚同一位家庭医生一起工作1个月的奖学金。当我把想法告诉推荐我获得这个机会的教授时，她大吃一惊。"你可能再也不会有这样的机会了，"她说，"出国的费用全包。是特设的啊。"

但我知道我不应该那样做，我认为我所做的决定是对生活的肯定。我没有去哥伦比亚，而是尽我所能地打扫了我的公寓，然后去了芝加哥，和我最好的朋友德莱尼和瑞安待了1个月。晚上我们一起做饭，我又开始写作，重新启动了我在医学院之前就开始的一个儿童书籍项目。渐渐地，我恢复了常态。一天晚上，我告诉德莱尼我对死亡的理解——我对死亡的渴望是持久的，不是抑郁的症状，而是我自身的一部分。她静静地听着，然后说："不。我认为不对。"

德莱尼跟我认识很多年了。我开始坚持我的观点，但是当我深入自己的内心，想要复活那个信念时，它却消失了。

我写出这些是因为我认为分享很重要。医学生和医生的自杀率很高。男性内科医生死于自杀的可能性是不做医生的同龄人的1.4倍，女性内科医生则高达2.3倍。医学院学生和实习医生特别容易抑郁，研究发现，多达30%的医学实习生在问卷调查中显示可能患有抑郁症[1]。但是抑郁并不是我们喜欢讨论的事情——至少当它涉及我们自己的时候。

事实上，这样会影响我们的求职。当你在一些州申请医疗执照时，你必须报告你是否接受过精神治疗。如果你承认一直在服药或去看精神科医生，这可能会延迟你获得许可的时间。这种要求是为了保护病人免受患病医生的伤害，但事实上，它的作用是相反的：阻止我们寻求精神治疗，会使我们和我们的病人都更容易受到伤害。它会使有自杀倾向的人群无法得到可能需要的帮助。

当我在芝加哥的时候，阿丽莎每周去我的公寓给我的植物浇水两次。有一天，她发短信给我："谁拿走了那些植物？"我告诉她我不知道，她给我发来了几张照片：花盆还在，但我种的三棵小罗勒已经不见了。

接下来的一周，我的最后一株植物——一株3英尺高的铅笔仙人掌——也以同样的方式消失了，真是个谜。植物消失后，阿丽莎也不过去了。

当我从芝加哥回来时，这个谜就解开了。我打开公寓门时，发现这地方堆满了老鼠屎。我看了看那肮脏的地板，又看了看一旁的花盆。我意识到我的植物已经被老鼠吃掉了。

我走进去，闻到公寓散发出的恶臭，感到一阵羞愧。我回到了加尔维斯顿，回到了那个让我沮丧的孤独的公寓。我不再是一个作家，注定是一个医学生。表面上我似乎很成功，但我知道，我在写作方面是失败的，而这对我

---

[1] Matthew Goldman, Ravi Shah, and Carol Bernstein, "Depression and Suicide Among Physician Trainees: Recommendations for a National Response", *JAMA Psychiatry* 72, no. 5 (2015): 411–412.

作为一个人来说是最重要的。我已经放弃了写作，也放弃了我自己。现在，麻烦来了。

我放下行李，径直上床睡觉。

那天晚上，我梦见了弗兰克，我回到了波特兰州立大学，我们在上物理课，这是他死后我回来上的第一节课，我认出了坐在座位上的我在波特兰的朋友们。我依次走过去，说你好，抓住他们的手，但他们都转过身去，不理睬我。他们好像看不见我。我坐到后排，弗兰克坐在我旁边。我明白了过来，只有他能看见我。"你怎么能这样，瑞秋？"他说，"你犯了一个可怕的错误。"

"砰"的一声巨响使我从梦中惊醒。我在床上躺了一会儿，那声音没有再响起。因为我要去洗手间，就起床了，我在黑暗中走向厨房，当我走到那里时，又听到一声巨响。我把手伸向架子上的灯开关，灯亮了，三只大老鼠从架子上跳了下来，它们乱窜的时候，砰的一声把架子上的一个罐子碰掉了。那几个家伙跑进了洗手间。

显然，洗手间我也不敢去了。我就这样开始了我在医学院的第二年：未从抑郁中恢复过来，在我那老鼠横行的公寓里只好去厨房水槽里小便。

但是，那个梦发生了作用。不到两周，我就离开了那间公寓。我重新开始上课，并开始回到圣文森特。那时我遇到了罗斯先生。

第九章 》》

第一次见面时，我听罗斯先生讲他的故事，他如何进入汽车行当，如何在商船上工作，以及他表亲家的小宝贝怎么个可爱法。相比之下，我的生活——我的书，我的白大褂，过着三点一线的生活，骑着自行车往返于家里、医院和图书馆之间——感觉相当枯燥。无论如何，我有足够的时间听他慢慢道出他的故事。我们坐在圣文森特诊所的一间诊疗室里，一边聊天，一边听着窗外篮球场上篮球赛中传来的击球声和呐喊声。

我拿起罗斯先生的病历，他是第一次就诊，我要对他进行完整的社会史、家族史询问，还要给他做一个全身体检。做这些事是很好的锻炼，你总是可以从中学到很多。我只是一个二年级医学生，所以缺的是阅历和知识，有的是时间和精力，我可以坐在诊疗室整整一个半小时听罗斯先生跟我讲他的疼痛。

这种疼痛不是特异性的，也就是说，它不是来自肝脏、胰腺、胃或其他具体某个地方。他有过几次油腻的、黑色的大便——这是一个不祥的征兆，表明他的胃有出血。他有一些便秘，觉得好像有食物卡在喉咙里。他还有其他一些症状，他的眼睛是黄色的，小便有臭味。似乎一切都不正常，但没有一个症状能清楚地指向任何一种具体疾病。我问他的一般症状——疲劳或体重减轻，他说他不确定自己的体重是多少，但他认为最近吃饭不规律，吃得少，体重减轻一些是预料之中的。他过去的体重为400磅（1磅≈0.45千克）。他在一年内体重减轻了大约100磅，他的糖尿病痊愈了，但不知怎么从得克萨斯大学医学部的病人名单上消失了。他从那时起就没看过医生。4年前，他姐姐所在的教会里有人给他推荐了圣文森特诊所。

所以我尽我所能。我给他做了全身检查，发现他的腹部因积水而紧绷。肚子鼓胀意味着肝脏有问题，所以我花了一些时间询问罗斯先生可能导致肝脏疾病的情况——静脉注射药物、出国旅行、性行为和输血，所有这些都可能存在感染肝炎病毒的风险。询问他是否有其他药物的服用史，当然，还有酒精的摄入。

罗斯先生不太会喝酒。他的父亲一生酗酒，死于肝硬化，所以他知道那是什么样子。"我喝酒，"他说，"但不喜欢。"我追问他这个问题，他说他会一次喝两到三杯啤酒，一周喝一两次，但那是在疼痛开始之前，自从出现疼痛，他就再没喝过酒。

体检做得很全面，因为那天的志愿者医生告诉我："这是你学习的机会。在圣文森特，你需要接触到每一个病人。你会在这里看到在其他地方看不到的东西。"

我把手——一个二年级医学生的手——按在罗斯先生身上。他的肚子到处都很敏感，左上方却是异常敏感。按在上面疼得他呻吟起来，还不由自主地把我按压在上面的手推开。所以我没敢用力按压。那时，我自己也太心软了，不知道医生必须硬着头皮在最痛的地方按下去。

我检查了他的血糖和心率，轻敲了他的肝脏区域，按了他的脚踝，看了他的手掌。我取了他的血样做化验。我试了3针才扎进去，把他的肘部内侧扎了个青肿，但他没有抱怨，只是好奇地看着我，扬起一侧眉毛，说："医生，你真是个学生啊。"

站在走廊的磅秤上，罗斯先生吃惊地注意到他又瘦了20磅。

"你上次称体重是什么时候？"我问。一个月前，他在酒店称的。这引起了我的注意，因为他告诉我，他从来不喝过多酒，而且自从疼痛出现后，他就再也没有喝过酒。所以我又问他关于喝酒的事。他说没有，只是和他的表弟走到那里，那里有一个秤，投一个硬币可以称一下。

我一直在回想起那一刻，试图弄清楚这里是不是有问题：罗斯先生站在走廊上，穿着袜子，谈论着酒店的体重秤。当我向主治医生报告时，我提到了这件事，它引发了一丝疑问，一个我们可以有一丝疑问的点。

体重不明原因快速下降是一个非常糟糕的信号，会让我们怀疑癌症的可能性。但在这个特殊的病例中，主治医生却怀疑是酗酒。酒店体重秤的细节比体重本身更有意义。在圣文森特，我们的职责就是照顾那些没有保险的人，当一个无家可归的非裔美国人——"一个糟糕的历史学家"——说他不喝酒时，医生也很难相信他，更不用说他那鼓鼓的肚子或者酒店里的体重秤了。

第一次问诊时，我犯了一个错误。罗斯先生说他的尿臭，因此，一个名叫钱德勒的四年级医学生建议我去取尿样，做尿液浸渍。钱德勒当时是圣文森特诊所的值班主管。尿检是最简单的实验室检查，我拿着尿样走到小走廊里的实验室，按照试纸瓶上的说明，让它静置60秒，然后比对试纸上的彩色小条和瓶子侧面的示例小条。

60秒后，我检查了罗斯先生的试纸，发现每一个数值都不正常。试纸显示尿液里酮体、蛋白质和血均超标，而且pH也不正常。我想：这次检验肯定是搞错了吧？它们不可能都不正常。我把结果写下来，然后把剩下的样品倒出来。

它臭得很厉害，我趴到水槽边呕了起来。

当我向主治医生描述罗斯先生的情况时，我已经忘记了那份让我恶心、指标混乱的尿样。我担心的是罗斯先生来诊所时的那种疼痛，以及他那异常敏感的腹部、黑色的大便、肚子里的液体、吞咽困难的情况和黄色的眼睛。这个病人有太多的问题，以至于我都不知道该怎么讲才能万无一失地概述他的情况，结果我完全将尿检的事忘到了九霄云外。

第一次给罗斯先生看病之后，我就把他当成了我的病人。主治医生和学生主管会在那里协助，每次他预约时我都在场。所以，几个月以来，我每周都能够看到他，他似乎每况愈下，一次比一次更严重了——肚子更肿了，疼痛更厉害了。但如果没有明确的诊断，我们也无法对症下药。有一次，我们把他送到得克萨斯大学医学部的急救室，看他是否能住进医院，但那里的医生们说这不算急诊病例，并把他送回圣文森特。尽管1986年的一项名为《紧急医疗和积极行动法案》的法律要求有急诊室的医院必须收治并稳定那些生命或肢体功能受到威胁的紧急病例，但如果不是生命垂危的病人，可能还是不会马上被收治。罗斯先生显然是病了，但他还没到快死的地步。

我们的初步诊断仍然是酒精性肝硬化。所以我会问他关于酒精的问题，试图按照医生说的去做，罗斯先生又一次对我说他不喝酒。"真的不，我真不喝酒，"他说，"我几乎连酸奶都喝不下。"当我最终觉得太尴尬而无法继续追问这个问题时，我就不再问了。我相信他。

那疼痛怎么办呢？圣文森特的政策是不许开麻醉剂处方，所以那些药物只能排除了。他不能服用布洛芬之类的药物，因为我们担心他的胃会出血。

所以我们什么也做不了，当罗斯先生平静地问我他是否可以偶尔服用他姐姐的诺可时，我点头表示同意。我很欣慰他能自己想到这个帮助自己缓解疼痛的方法，我知道他其实行走坐卧都非常痛苦。

医学院的新学年开始时，我的第一门课是关于心脏的。仔细听罗斯先生的心音，我发现了一个S3（室性奔马律）的异常心音，听起来像是心脏额外多跳了一次，据说多出来的这一声就是心脏在呼叫救命的声音。这也是液体回流的迹象，会使心脏供血过多。"我认为他有室性奔马律。"我对医生说。

当医生再次检查并确认S3时，他为我感到非常自豪，当着罗斯先生的面和我击掌庆祝。然后他解释了这个声音的含义。

我的下一节课是关于肠胃系统的，我学了所有关于肝脏的知识。我了解到，像罗斯先生这样的病人，有一项重要的检查需要做，那就是腹膜穿刺。腹膜是腹壁内的一层薄薄的组织。在腹膜穿刺中，我们用针穿过皮肤、肌肉和腹膜，从腹部取液体样本。在罗斯先生的病例中，液体中的蛋白质含量可以用来分析，以甄别癌症和肝硬化等疾病。

讲座结束后，我在医学院报告大厅里追着教授们问问题。"我在圣文森特诊所有个病人，"我说，"我想他需要做腹膜穿刺。"一位教授同意了我的看法，但他也无能为力。他从未在圣文森特做过腹膜穿刺，不确定这种操作的安全性。如果针头刺穿了罗斯先生的肠子怎么办？粪便会渗进他的腹部，从而引起感染。如果针扎到血管而导致急性出血，我们能不能送罗斯先生去得克萨斯大学医学部？如果是那样，会给诊所带来什么后果呢？每台手术都有风险，没有人知道圣文森特可以承受多大的风险。

所以罗斯先生不停地来到诊所，讲他的故事，带着他的痛苦继续生活。

我们彼此非常了解。当我走进诊所时，我会向他挥手。他总是很早就过来，总会在第一轮病人中出现。我总会抽出他的表格。他开始叫我"医生"。我从他身上学到了很多，他相信我。

11月初的一个晚上，我打开了一封题为"你的病人"的电子邮件。"我的病人吗？"我想。我只是一个二年级的学生。我没有病人啊。那封邮件来自钱德勒，邮件说那天晚上，她正在约翰·西利医院的急救室里接受训练，罗斯先生走了进来，他已是上气不接下气。钱德勒和她的团队为他做了检查后留他住院。他们给他戴上氧气面罩，采集血样，并做了CT检查。检查的结果被她复制到电子邮件中。我屏住呼吸往下读着。

他的一个肾上长了一个巨大的肿块。（为什么我从来没有察觉出？我的腹部检查是不是太温和了？）他的肝脏和肺部也有肿块。他的脑子里有一小团东西。那一定是癌症，已经扩散到全身了。他第一次来到圣文森特时，就已经罹患癌症了，在我试图想办法照顾他的那几个月里，癌细胞一直在他体内生长。

看了钱德勒的电子邮件后，我立刻骑着自行车从教堂经过五个街区来到医院。钱德勒在外面等我，然后带我到罗斯先生的房间。"嗯，很明显是癌症，"她边走边告诉我，"但我们还不知道具体是哪种癌症。我们明天先做活检。"

"哦，天哪。"我说。

"是的，"她说，"瑞秋，我真的很难过。"直到她说了那句话，我才意识到自己有多难过，我的眼里充满了泪水。

罗斯先生在过渡监护治疗病房（IMC），这里收治的是重症但还没有严重到需要重症监护的病人。钱德勒问我是否准备好了，然后打开他的门说：

"看看谁来看你了！"

"嘿！"罗斯先生喊道，"我的医生！"他张开双臂，一只手腕上挂着输液管。我走到他的床边，给了他一个拥抱。

钱德勒说："我让你们俩好好叙叙旧。"然后，她更平静地对我说："如果你需要什么，请告诉我。"

罗斯先生让人摇起了他的床头，这样他就可以看电视，他床边的银色桌子上有一个几乎没动过的餐盘。他的心脏监测仪静悄悄地响着，一根细细的塑料管把氧气吹进他的鼻孔。

"好吧，请坐下吧。"他说。我拉过他床边的一把椅子。我们的谈话就这样漫无目地进行着，我想到什么就说什么，现在都不记得了。我记得周围陌生的环境——机器、静脉输液、护士来了又走了——让我感到窘迫，那时我在医院里还是觉得不自在。我记得他刚见到我的那一会儿还很兴奋，但后来他的声音就越来越低了。他告诉我几天来一直气短，但今晚完全不能呼吸了，他觉得自己要晕倒了。他知道自己病了，医生们告诉他是癌症。

"他们还告诉你什么了？"我问。我想知道他是否和我了解的一样多。我不想把这个不好的消息透露给他，在医院我不是他的医护团队中的一员，我不了解具体细节，我只是一个二年级的学生。

"他们也不确定具体是哪种癌，"罗斯先生说，"但他们认为是来自我的肾脏，而不是像有个医生说的来自肝脏。"

"来自肾脏。"我重复道。就在那一刻，坐在我的第一个病人旁边，我突然明白了，一股寒意从头到脚席卷了我的全身。肾癌，他的尿液样本中各项指标完全不正常，这是癌症引起的！

我当时没有搞明白那份尿液样本，后来还把这事给忘了，没有向主治医生汇报这个情况。这时候我才突然想起来，这让我突然陷入沉默，负罪感让我张口结舌。

"我真的很抱歉。"最后我说道。但是我说不出我向他道歉的原因。

"嗯，你知道，"他说道，显然是想安慰我，"他们明天要做某种检验。"

"活检。"

"明天，"他说，"也许他们会告诉我，我得的是一种完全可以治好的癌症。"

"嗯嗯，是的。"我说。但我知道这种机会已经不可能有了——癌症已经疯狂地扩散到了他身体的各个部分。

"等我知道我的病情是否真的严重之后，我再打电话给我哥哥。"他说。

我知道他的病很严重。但我保持了沉默。心想，一个二年级的医学生不应该干扰医院的医生。"他们会在适当的时候告诉他的"，我在心里对自己说。

我们又聊了一会儿。当我站起来准备离开时，他说："好吧，现在你知道我在哪儿了，所以你可以随时来看我。"

但我再也没有，我再也没有勇气回去，而且很快就再也没机会去了。3个月后，我在《加尔维斯顿县每日新闻》上看到了他的讣告。

两年后，完成医学院的第三年学习之后，我在苏珊·麦卡蒙医生主持的医学人文学科下午研讨会上，把这个故事讲给一群一年级的学生听。房间里大约有15个人。我们聚在一起阅读并讨论一首诗，但不知怎么的，话题变了，结果成了谈论病人。我开始讲述罗斯先生的故事，我如何将尿样的事情忘记了，我们无法为他提供任何治疗，知道的时候，已经是癌症晚期，他后来就死了。又讲到当他住院的时候，他是如何让我靠近他的，我感到很内疚，我本有机会向他坦诚我的错误，但是却错过了这个机会。讲到这个故事的时候，我惊讶地发现自己在哭泣。在其他医学生面前哭泣是很罕见的，几乎是被禁止的。

"你希望那件事情会有哪些改变呢？"苏珊温柔地问我。

这个问题的答案非常宽泛，以至于我一下子讲不完。我真希望罗斯先生有保险；我真希望他能有一位在早期就发现他罹患癌症的初级保健医生；我希望我们至少能给他提供他所需要的治疗，即使已经太晚了；我希望我有能力做我应该做的事，为他提供医疗照顾；我希望我的第一个病人，我爱的第一个病人，第一个信任我的病人，能够活下来。但是当眼泪还在脸上流淌的时候，说那些又有什么用呢？

"我真希望他能早点进医院。"我说。

苏珊点点头。"你希望你能做些什么不一样的事情？"她问道。

"嗯，我希望我没有犯错误。"我说。

"但是，我们都会犯错，"她说，"我们每个人都会遇到这种情况。"

然后我又想了想。"我要是多去看看他就好了，"我说，"即便我犯了一个错误，但当时他就要死了，我真希望我能怀有那份慈悲之心，能留在他身边。"

第十章 》

肺部的声音很容易听到。健康的呼吸声是有规律的呼呼声，就像远处一辆每分钟经过16次的电动列车。液体会发出爆裂声：当空气一路通过液体时，液体会发出轻微的砰砰声。没有发出声音的区域可能意味着严重的感染，或是在生长，或是肺衰竭——这取决于病人的其他情况。还有喘息声、啰音和鼾音。到我在医学院第二年的感恩节时，我已经听了100双肺脏的声音，我可以发现这些异常。

那么，我是怎样认识到最不正常的发现（整个肺部没有发出声音）是完全正常的呢？也许是从我外祖母的脊柱侧弯的方式中得到的灵感，外祖母从未接受脊柱治疗，脊柱侧弯的方式改变了她的身体状况。也可能是我自己缺乏经验。

那年感恩节，我从加尔维斯顿沿海公路驱车到阿兰萨斯港。我沿着加尔维斯顿岛开了20英里，来到它狭窄的南端，在那里，圣路易斯海峡把它和下一个堰洲岛隔开。天气晴朗凉爽，鹈鹕低低地飞过水面。经过加尔维斯顿和苏夫赛德之后，我转向自由港，开车穿过工业城镇、炼油厂、港口，更多的炼油厂在得克萨斯海岸隐约可见。小时候，夜晚来临时，我认为这些炼油厂看起来很神奇，就像闪闪发光的童话城堡，塔顶有五颜六色的火舌。从自由港出发，我穿过布拉佐利亚县郁郁葱葱的橡树林，向南穿过海岸平原——古生代覆盖得州的温暖浅海的残留部分，25 000万年前，这里盛产三叶虫。当你穿过科帕诺湾时，这些浅滩就会突然出现在你面前，现在当地人在浅滩上采集牡蛎和海螺，你也可以搭乘平底船在退潮时去那里捉石蟹。

很快，我就到了那些捕虾小镇，然后沿着一条长长的堤道，从一个岛转到另一个岛，最后来到阿兰萨斯港。阳光照在海湾上，渔民们在浅水中行走。到达阿兰萨斯港的最后一步是乘坐5分钟的渡轮穿越海峡。

感恩节时，镇上的一切看起来都是一样的：人工做成的鲨鱼头在海豚码头商店里，在纪念品商店里，在码头上挤作一团的船只里，在空荡荡的海滩上到处都是。天气凉爽有风，我的听诊器挂在后视镜上晃荡着。感恩节是阿兰萨斯港的家庭聚会假日，此刻没有夏季那么多疯狂涌入的游客。杂货店在星期三晚上关门，那时你就得靠自己了。

阿兰萨斯港和加尔维斯顿很像，只是比加尔维斯顿小得多，而且水也更清澈，周围海湾和潟湖里的鸟类及其他野生动物的栖息地也得到了更好的保护。但如果你在晚上从海滩上往外看，你可以通过油轮等待进入航道时石油钻井平台灯光的闪烁方式认出石油钻井平台。鱼类聚集在钻井平台周围，平台成为一种人工礁石；在附近抛锚，你可能会抓到红鲷鱼甚至金枪鱼。住在墨西哥湾沿岸更靠北的地方存在健康风险是众所周知的。路易斯安那和密西西比海岸沿线的炼油厂形成了所谓的"癌症带"，附近的实习医生比一般人寿命更短，而且是死于奇怪的癌症。从阿兰萨斯港直到布朗斯维尔，这段工业海岸的健康风险记录一直都很糟糕。我还在上初中时，一艘装载化学气体的油轮在航道起火，政府不得不进行疏散。汽车在岛上堵起了长长的车龙，当风向改变时，风吹起的化学物质飘到了我们堵车的路上。我的眼睛被呛得有点湿润，但没有更严重的事情发生。科珀斯克里斯蒂和得克萨斯城的炼油厂都曾经爆炸过，但在阿兰萨斯港，我们感觉很安全。

我们住在从渡口穿过市中心直达海滩的路上。阿兰萨斯港有三个红绿灯，现在是三个，过去只有两个，而第三个红绿灯的设置在当地引起了很大的争议。在去我们家的路上，要经过两个红绿灯，然后会在野马岛房车度假村旁边看到一个停车标志，那就是1994年夏天我们刚搬到这里时住过的地方。

我上医学院第二年的那个感恩节，外祖母来看我，70多岁的外祖母除了脊柱侧弯，一直没有别的毛病。但这一次她的状况有点不太好，一直轻微但持续不断地咳嗽，久治不愈。然后，在我回来的前一周的一个晚上，她得了一种类似TIA（短暂性脑缺血发作）的病，这基本上是一种可以迅速痊愈的小毛病。她在餐桌上咂了五下嘴，脸颊耷拉下来，然后就好了。我的父母打了个电话，一位当地的急诊医生穿着制服上了楼，在阿兰萨斯港高中读书的时候他就坐在我后面，他认识我的家人。

"你们可以带她去医院，"他对我父母说，"他们会做各种检查，会扫描她的大脑，然后告诉你们其实就是TIA，她现在不需要接受任何治疗。所以，这取决于你们。"

我父母没送外祖母去医院。

外祖母上下楼梯也很困难，尤其是外部的楼梯——从我们的二楼经过地基桩一直延伸到地面的那段楼梯。她要花上30分钟，她讨厌这样，她一路上都在呻吟。她的咳嗽似乎不严重，很轻，但一直持续着，1分钟一两次，外祖母觉得喉咙里好像有什么东西。她时而低热，时而退热，扭伤的后背一直在疼。当妈妈因为外祖母咳嗽而带她去看医生时，医生却什么也没发现。

在阿兰萨斯港的头几年，我们住所附近没有医生，我们要去医院还得穿过堤道。有一天晚上，我因为肾脏感染去了阿兰萨斯堤道那边的急诊室，那里有一个医生负责整个急诊室，也就是说，这些城镇都很小。我毕业时班上只有35名学生。

外祖母是阿肯色州农村一个农民的女儿，后来做了秘书，之后嫁给一位农民为妻。他们要么是没有在尚可治疗的时候及时发现她的脊柱侧弯，要么就是负担不起后撑术的治疗费用，如果在青春期后做这种手术，成功的概率很小。自20世纪40年代以来，治疗方法有所改进，但脊柱侧弯仍然很常见。

她跟我一样高，而且很漂亮。高中毕业后，她去了林肯的秘书学校读书，为了换取食宿，她在那里给一家人做饭。她的姑姑们告诉她，她20岁了，老大不小了，后来她在一次唱诗会上遇到了我的外祖父。欧扎克家族的所有成员都会聚集在教堂里唱诗，他们会叫每个女人起来唱赞美诗，然后是每个亲戚，再是所有的母亲、父亲、年长的孩子们。外祖母有美妙的嗓音，但没有遗传下来，我母亲和我的名字中都有她的中间名。曾外祖母奥拉·梅，外祖母莉娜·梅，我母亲瑞塔·梅还有我瑞秋·梅。"梅"是一个南部农村的古老名字，如果我有女儿的话，我也会给她取这个中间名。

外祖母70多岁的时候，她的脊柱弯曲呈"S"形，驼背又疼痛。她拄着拐杖走路，并威胁要用拐杖打我们，但她从来没有真的打过。她还威胁要打乔治·沃克·布什、萨达姆·侯赛因，以及那些在布道中花太多时间试图筹集资金的传教士们。到了感恩节，她几乎不能走路了。我在她背上抹上辣椒素膏止痛，有几个晚上睡在她旁边陪她。

有人说我不应该给家人治病，我也知道。可外祖母的咳嗽没有消失，疼得很厉害，她再也不想出门去看医生了。妈妈怕外祖母得了肺炎，所以她让我听听外祖母的肺。我从背后拉起外祖母的衬衫，她身体的左边，呼吸声很有规律，没有任何液体的声音；右边，我什么也没听到。我一敲她的后背，她的右侧听起来就很沉闷，而不是像正常的肺野那样空洞。她的脊柱向那个方向扭曲了，我想可能是因为骨头和肌肉挡着，所以听不到声音。我没有从前面听，不好意思让我的外祖母把衬衫拉到她的胸部以上。

"我没听到任何积液，"我在厨房里对妈妈说，"我认为她没有得肺炎。"

我们烤了四个派——苹果派、樱桃派和两个山核桃派。外祖母也出来坐在躺椅上准备享用感恩节晚餐。

当我3周后回来过圣诞节时，一切都变得更糟了。外祖母疼得更厉害了，甚至穿过大厅去洗手间对她来说都是一种折磨。她似乎很糊涂，一直在重复一些奇怪的句子——"漂亮的魔草通心粉架子"，我有生以来第一次看到她那么生气。

一天晚上，我和她一起躺在卧室里，她问我她是否快死了。我不知道她为什么问她的外孙女这个问题，也许是因为我在医学院读书，也许是因为她只是糊涂得很严重了。

"哦，外祖母，你没那么老，"我说，"你可以活很长时间。"

她说："主啊！我可不希望。"

圣诞节后，我们取消了外祖母回阿肯色州的航班。妈妈租了一辆车，和哥哥开车送外祖母去斯普林代尔。她在路上吃了不少苦，于是他们直接去了医院。我的舅舅和表兄弟姐妹们在那里等候他们。

并不是因为外祖母脊柱侧弯我才听不到右侧空气的流动，如果我从前面听的话，我可能会听明白的。如果我知道得更多，如果我不只是一个学生，如果我不那么爱我的外祖母，如果我能清楚地思考眼前的一切，我可能会更加慎重的。

她的整个肺都被癌症毁掉了。正是因为如此，她的大脑受到了损伤——耷拉着的嘴唇，反复说的那些奇怪的话，还有骨头疼痛。现在回想起来，有太多的事情把外祖母的情况复杂化了。我想到了那个住在小镇上的急诊医生，他很关心我的家人，但他没有接受过专门的医学培训，不知道TIA实际上是由于癌症侵入了她的大脑而引起的。她的脊柱侧弯，但她从来没有去接受治疗，所以我认为身体疼痛看起来几乎是正常的。她的身体表现出来的是那种未经治疗的疾病症状，扭曲变形的脊柱让我产生了误判。还有我自己——一个二年级的医学生，太没有经验了，甚至不知道自己有多么无知。

外祖母直接住进了临终关怀中心。我的母亲从未离开过她的身边。在外祖母生命的最后几天里，我带着查理（那条狗）开车过来了。我们在俄克拉何马州沃尔玛停车场的车里睡了一夜。查理不时地跑到公路上，对着隆隆驶过的半挂车咆哮。

我们第二天早上就到了斯普林代尔外祖母所在的临终关怀中心。我到那里时，她紧紧地握着我的手，再也没有说话。在接下来的几天里，我会跟外祖母还有我的父母、其他家人一起坐在房间里，有时会出去学习或者和表兄弟姐妹们聊天。

有时，我会把我的脸贴在她胸前，听她的呼吸声。她的呼吸声一连几天都很正常，后来变得急促起来，右侧没有呼吸声，癌症已经把她的整个肺部都堵住了——只有她的心脏还在颤动。那时我已经与往日不同了，我成了一名会以不同的方式目睹这场死亡的医生。

一天下午，在临终关怀中心，舅舅问我外祖母的身体到底怎么了，她不进食，也不喝水。我知道如何回答这个问题。

"濒死的人会停止进食和饮水，"我说，"他们的身体不需要食物，肠道仿佛关闭了，一切都渐渐停止了，很快她就会停止排尿，然后她的心脏就会慢下来，她就会死去。"

在几十个人来探视后，外祖母走了，我们都围在她身边讲故事，不停祈祷。

她去世后，一个护士走进房间。她听听我外祖母的心跳，听听她的肺部，一切都很安静。

第十一章 ≫

1月的加尔维斯顿岛宁静的海滩上，飞来了迁徙的白鹈鹕，MUTA-GTA（男性泌尿生殖助教/妇科助教课程，读成"木塔咕哒"）也来了。MUTA-GTA是把二年级的学生们聚到一起学习如何进行乳房和生殖器检查。对于一些学生来说，这是他们第一次接触真正的异性生殖器；对许多人来说，这是他们第一次把手指伸进男人的肛门。对所有人来说，这都是一次很好的经历。

下午，我的小组聚集在设计得像门诊一样的标准化病人实验室里。MUTA-GTA的体验有点不同于其他标准化病人实验。对于这种最敏感的检查，病人实际上是边教边做。他们的工资很高，他们要确保医学生学会正确地做这些检查。

我们的教授——他是那种非常严谨、在社交方面非常笨拙的医生，让你无法不相信他——给我们做了一个简短的介绍，我们三人一组走进了病房。我的团队包括我跟两个男生。

"现在，你们都去洗手吧！"等我们的那个女人喊道，"你们不洗手，别想靠近我！"于是我们一个接一个地洗了手，挤在检查床的一端。我们的病人坐在床上，穿着外套，腿上盖着床单。我们都做了自我介绍。

"好吧，现在我知道他们已经告诉你们该怎么做了，但我还是要给你们讲一遍。没事吧？"

"好的。"

"那么，我们从乳房开始，你们现在不要让我躺下，就让我在这儿坐着，把外衣脱掉，这样你们就能看到乳房了。""嗯，是的，夫人。"我说。

"现在你问我是否可以从背后解开我的外衣。""我可以从背后把你的外衣解开吗？"

"好的。"她说。

我解开她的外衣，然后她把它拉下来，从头到腰都赤裸着。

"好吧。你们要让我像这样把我的手举过头顶，手肘向外，你们只要看胸部。你们要找什么？"

"嗯，不正常的地方。"我左边的学生说。

"好吧，什么样的不正常？不要只告诉我'不正常的地方'。"

我们开始罗列：大小或形状的差异，伤疤，皮肤上的凹陷，乳头回缩、发红。

"很好，现在你们都看到这样的东西了吗？""我们没有。"

"所以，你只是说我的胸部看起来'正常'。不要说'看起来棒极了'或'棒极了'之类的话。要说'正常'。""您的乳房看起来很正常。"其中一个男同学红着脸说。

"好了，现在可以做乳房检查了。所以，把我的脚踏板拉出来。"

其中一个人拉出了床尾的脚踏板，我们的病人仰面躺下。"现在，你们要确保我在任何时候都尽可能最少地暴露，明白吗？所以别把我两个乳房都露在那里不管，盖上单子！谁先来？"

他们要我先来，因为我是女生。

"把手搓热！"病人说。"别用你那双冰冷的手碰我。"我照做了，然后我开始检查，我告诉她我在做什么，她喊出指令。"现在，真的过来感受一下吧！如果我有肿块，我当然希望你能找到它，所以不要敷衍我。还有我的腋窝，因为你知道那里有淋巴组织。"

"是的，夫人。"我说。我把手指压在她的乳房上，试图从组织一直摸到她的胸壁。"你不要弄伤我啊。"

"是。"

"那么，你怎么才能知道你已经完成了一次彻底的乳房检查呢？"她问道。

"嗯，时间。"

"没错！你至少要花4分钟！这可能是一段很长的时间，但是你必须这么做，因为我想知道你是否做得彻底，所以慢慢来。"

"是的，夫人。"我说。

"现在，你可以从另一侧乳房开始。"她对其中一个男生喊道。我们都轮了一圈后，她又坐了起来，其中一个男生把她的衣服重新穿好。

"现在该到阴道检查了。"她说。"手套！你们首先要知道的就是要温柔，绝不能像牛仔一样粗鲁地进入别人的阴道，你们的动作要很慢，而且要很有礼貌。"

"是的，女士。"其中一个人说。

"你们在碰我之前，要确定我没有问题。明白了吗？"

"是的，女士。"

"那就对了。"她带我们过了一遍程序，从双指手诊开始，把两根手指伸进阴道摸子宫颈，然后用手摸腹部感觉子宫和卵巢。"多用润滑油！"她说，"你的手指伸进我的阴道时不要吓到我。你要告诉我，我的大腿内侧会先接触到你的手背，然后就到阴户。听懂没？"她从床那头叫道。

"是的，女士。"

"我没有摸到卵巢。"一个人说。

"没关系，"她说，"它在里面，卵巢正常的时候，你很多时候都摸不到。只要不断练习，就会成功的。"

最后，开始子宫颈检查。"现在你们要用掉这两包润滑油，"她说，"你把窥器侧着放，和等一会打开时的位置不一样。把它侧着放，然后转动它，放进去了就打开。"

好神奇，就像世界上最容易做到的事情一样，她的子宫颈突然出现在窥器的末端。

"嘿，找到了！"一个人喊道，"我能看到你的子宫颈！""好！"她说。

在MUTA–GTA课程结束几周之后的一天，我在车管所等着给我的车办理登记时，和我旁边的女人聊了起来。她是大陆一家私人诊所的妇产科护士。

"哦，有趣！"我说，"我刚接受了窥器检查的训练。""太好了，"她说，"你做了多少了？"

"到目前为止，只在训练时做过一个。"我说。

"哦，你会有机会的，"她说，"别担心。我有时会带学生来我的诊所，但他们只有在监狱诊所待了一周以后才可以接触我的病人。你到那儿去，一天可以做20次巴氏涂片。"

"我明白了。"我说。很容易计算出来，一周之内，你要做上百次巴氏涂片。因此，在接触一个有保险的妇女的生殖器之前，一个学生需要在100个贫穷的妇女身上练习。在某种程度上，我知道医学训练就是这样进行的，但听到如此毫不避讳地大声说出来，我感到很奇怪。

但事实证明，我的训练就是这样进行的。

在MUTA-GTA结束之后，我开始在圣文森特做窥器检查。我在做过几例观察后，一个大四学生在病房外的走廊上对我说："你来试一下主导这次检查？我会看着你。"

所以我主导了那次检查，患者是一位26岁的母亲，需要进行常规的巴氏涂片检查。她会说西班牙语，非常安静。她用"是"或"不是"来回答我的大多数问题。当我们离开房间时，我让她脱下衣服，她垂下眼帘，点了点头。手里紧握着她的包。

我和那位大四学生一起走出去，在大厅里等了一会儿。"她看起来真的很紧张，"我说，"你确定我能做好这个吗？"

"你能做到的。"他说，"你已经上过MUTA-GTA了，对吧？""是的。"

"那就到时候了。看一个，做一个，教一个，对吧？如果你有什么需要，我就在这里。"

于是我点了点头，我们敲了敲门，重新进入病人所在的房间。

她坐在床的一头，腿上盖着床单。她的脸因紧张而绷得紧紧的。

"你准备好了吗？"我问。她又默默地点了点头。"好吧，躺下，我帮你把脚放在镫上。"她照做了，我和那位大四学生一起坐到了座位上。她的膝盖盖着床单，我看不见她的脸了。我从床尾的抽屉里拿出了窥器和样本盒，开始检查。回想起那位MUTA-GTA病人教我的东西，我说："好了，你会感觉到我的手放在你的腿上。"

当我一碰到她的皮肤时，她倒吸了一口冷气。大四学生把润滑剂挤到我

111

的手指上，准备进行双指检查。我摸不到她的卵巢，但感觉她的子宫不大、是正常的。随后，学长把窥器递给我，向我点点头。

"你还好吧？"我问病人。她用小到几乎听不见的声音回答："是的。"我的手因紧张而颤抖。我不想伤害这个女人，我不想把事情弄糟。我告诉了她我正在操作的每一步，但她没有再说话。

我试了好几次才找到子宫颈。我只得把窥器在她体内转动几次，我听到她又倒吸了一口冷气。终于，子宫颈出现在我的视野里，我以最快的速度做了涂片以检查她是否患了癌症。当一切结束时，我说："好了，做完了。"我松了一口气，帮着病人把脚从镫上移开。我感到了片刻的胜利，我完成了我的第一次真正的巴氏涂片检查。虽然不是很顺利，但还算说得过去。

然后我看着她。她的手紧握着床的两边，脸转向一边，哭了。

"哦，我的天，"我说，"我很抱歉。我伤到你了吗？"她摇了摇头，颤抖地、长长地吸了一口气。"对不起。"我又说了一遍。

"不，医生，"她说，"你没有伤到我。"

"你没事吧？"

她点了点头，擦去了脸上的泪水。"是的，是的，我没事，"她说，"谢谢你，医生。"

大四学生和我又走了出来，我转向他。我说："跟MUTA–GTA完全不一样。"

"是的，"他说，"从来没有一样过。"

第十二章 》》

读完第二学年，我就该开始医院培训了。我选择从加尔维斯顿搬到奥斯汀，在医学院的第三年里，我去到奥斯汀市中心的公立医院接受培训。很舍不得离开圣文森特，但我知道一年以后我会回来的。

在奥斯汀接受培训将使我有机会看到一个不同的体系，一个真正的公立医院，那里的县级贫困护理计划会确保大多数人能得到足够的医疗护理。

奥斯汀这座城市似乎总是处在被拆掉的边缘。奥斯汀的公立医院是一所破烂不堪的医院，走廊没有窗户，杂乱无章，洗刷用品是在一间很难找到的地下室分发的，你走进病人的房间时经常会发现水管工人正在修理水槽。然而，它是公立的，每个来这里的病人都能接受治疗，如果他们付不起钱，社会工作者会让他们登记参加医疗补助计划或县级医疗保健计划，这些称为医疗援助计划，或MAP。MAP不审查公民身份，所以即使是非法入境的患者也可以获得医疗护理和持续的初级护理。

我和两个大学朋友一起找到了一座房子，从这可以骑车去医院。我把我的拉布拉多犬也带来了，我们选了一间阳光最充足的房间。然后，在6月初的一个周一，我在医院地下室转了30分钟，领了5套手术服，准备开始我第一次真正意义上的医院轮转——3个月的普通外科手术班。

四年级的医学生在那天下午的新生训练中为我们这些可怜的三年级学生做了外科手术的准备。一个身材不高、十分活泼的四年级学生站在我们面前，告诉我们需要随时准备回答医生的问题。这是医学上的一个古老传统，叫作"潜规则"。

"准备好了！"四年级学生说，"外科医生会用'潜规则'处决你们的！"

"处决？"有人问道。

"是啊！"她叫道。"就像行刑队！"她自己就要参与手术了，她似乎认为这是一个非常令人愉快的提问场合。

"你说什么，像行刑队？"我问。

"我的意思是，他们会让你们排好队，然后问第一个学生问题，直到他答错为止。然后，砰，他'死'了！他们会继续问下一个学生，再下一个，直到所有人都'死'了。"

"外科医生实际上搞不死我们。"有人大胆地说。

"哦，我不知道，"四年级学生说，"每个外科医生手里都死过人。谁知道呢？也许就是你！"

另一个四年级学生跟我们谈到了在奥斯汀学生经营的免费诊所做志愿者的事，这家诊所听起来比圣文森特的小得多。它每隔一周开诊一次，大多数病人被转到普通的初级保健诊所。学生们做的是急症处理，例如为无家可归者提供大量的伤口护理，但他们显然不会处理任何癌症患者。我觉得这还不错。

我对自己说，我要在一个能真正提供医疗服务的地方学习如何成为一名医生。再也不想有我和罗斯先生那样的谈话了。我不会说"你需要做CT检查，但我们没有"。我想，能够获得医疗服务既可以拯救我的病人，也可以拯救我自己。

我在清洗后准备参加我人生中第一台手术时的经历令人羞愧：那是一台切开一个无家可归的男人的臀部并引流直肠周围脓肿的手术。无家可归的人很容易受到皮肤感染，因为当他们流落在外的时候，很难清洗身体、衣服或铺盖。在这种情况下，任何小的伤口或擦伤都可能引起葡萄球菌感染。我在圣文森特诊所见过不少皮肤感染的病例，但没有一例需要动手术。

当我在术前的等候室见到这位病人时，他——我们姑且称他为巴恩斯先生吧——已经处于半麻醉状态。当麻醉师离开时，我找到了他的床位，做了自我介绍。"你好，巴恩斯先生，"我说，"我是瑞秋。我是医学院三年级的学生，今天我来帮你做手术。"

"耶稣基督，"他喃喃地说，"你不会动刀的，是吧？"

"不会，"我说，"外科医生会替你做的，我想我只是站在那里。"

"你想的？"他抬起嘴唇问道，"这是你第一次动手术吗？"

"嗯，是的，的确是。"

"那就别碰我。"他说着就睡着了。

郑重声明，我没有给巴恩斯先生做手术。我跟着他进了手术室，然后走出去搓洗双手，做好术前准备。搓洗工作很复杂，需要10分钟，用一把特殊的刷子和两种肥皂。洗干净了，就回到手术室的门口，把双手放在前面，这样你就不会碰到任何物体的表面。然后，护士会帮你穿上防护服，戴上手套。

一旦戴上手套，你的手就无菌了。这样你就可以将戴着手套的手伸入病人打开的腹腔而不会引入任何细菌。但是你不能给自己消毒。如果你摸了眼镜、口罩、腰部以下的衣服或任何没有消过毒的东西，那么你的手就等于没有消过毒，你会被清洗技师厉声呵斥，然后换上新手套，甚至可能会被赶出手术室。

当我在手术室里感觉更适应的时候，我可以帮着做一些小事情，比如伸手去调整手术灯（手柄上盖着消毒片），或者当外科医生大喊"吸血！"的时候，用吸血机把伤口里的血吸出来。最后我被允许缝合一些伤口。有一次，我亲手切掉了一根脚趾。但在我的第一次手术中，我只是保持沉默，尽量不去碰任何东西。比如，我就没有碰过巴恩斯先生。

即便如此，他还是成了我的病人。这意味着，在他住院期间，我需要每天早上5点15分叫醒他，查看他的臀部。他会用一种含糊不清的声音问我："你在这儿干什么？"我会解释说我是来检查他的伤口的。最后他习惯了我的存在，甚至开始说一些无聊的有关性的话题。

一天下午，我走进他的房间，他正准备打电话。"我现在就给一个该死的律师打电话，这样我就可以控告你们这些混蛋玩忽职守。"他向我嚷道。

"好吧，"我说，"你排便了吗？"

"你们都会后悔的。"他说，"没有，我没有排便。"他说"排便"的时候声音又高又尖，让我听起来觉得很可笑。我突然意识到，对一个把粗话当口头禅的人而言，说"排便"其实是相当荒谬的。如果我只是问："你拉屎了吗？"也许巴恩斯先生会更相信我，但我没有勇气这么做。

"发热吗？"我问。

"没。"他说。

"你在等电话吗？"我问。

"是的。"他说。

"诉讼顺利。"我说。

"从我面前滚开。"他说。

"好吧！我大约1小时后就会和其他队员一起回来。"

"你不想看看我的屁眼儿吗？"他问道，"你总是想看我的屁眼儿。"

"现在不行。"我说。

"哦，所以我的屁眼儿没啥看头了，是吗？"

"它仍然，嗯，非常值得一看。"我说，"我们今天早上已经检查过了，你没有发热，所以你很好。""去死吧，你这该死的变态吸血鬼。"

"再会。"

巴恩斯先生在医院住了4天就出院了，从那以后我就没见过他。显然，他的诉讼无果而终。但他的"屁眼儿"痊愈了。

在手术培训中，我们学生要上Q-4班。这意味着，每隔三个（第四个）早晨，我们会在医院里找到看起来最疲惫的学生，从他或她那里拿到创伤寻呼机，然后在创伤小组里值班24小时。如果寻呼机响了，那就意味着急救中心正在把有创伤的人送进医院：枪伤、车祸、偶尔的刺伤。因此，创伤小组的每个人——外科主管、高级专科住院实习医生、实习医生和学生——都会从医院的各个地方跑到急救室，做好迎接病人的准备。

我的第一次24小时轮班是由可怕的前军医麦克里森医生带队的。他专"杀"胆小者，我们很快学会了用充满底气的声音回答他的问题，即使我们不知道答案。在我手术轮班的第三天，我就可以挺起肩膀，大声说："我不知道，先生。"我用自信的语气弥补了知识上的不足。

一天，我和创伤小组的其他成员正进行中午巡视，我们站在一个病人的病房外面熟悉着腹痛的鉴别诊断，寻呼机响了。每个人都盯着我，我也盯着他们。然后我低头看着我的寻呼机，回头看了看其他小组成员。"瑞秋，有人在叫你。"实习医生说。

"哦，我的天啊！"我说，"我应该去吗？"

"是的，瑞秋，"实习医生温和地说，"创伤寻呼机的意思就是当它响起时，你就要去急救室。""对！"我说。我还站在那儿。

"那就去吧。"实习医生说。

"是！"我转过身，最后看了一眼其他小组成员。"快跑。"实习医生说。我跑了起来。

我抓住白大褂上叮当作响的口袋，冲进急救室，发现团队其他成员都在创伤室外等候。病人还没有到。我在护士站脱掉了白大褂，和团队的其他成员一样穿上了黄色的罩衣，戴上了塑料面具——保护自己不受病人血液或其他任何可能喷溅的东西的伤害。我们对病人的所有了解都在寻呼机的屏幕上：她是一位84岁高龄的老妇人，出了车祸，她当时系着安全带，现在几乎没有意识，血压很低。

长时间的沉寂之后，在大厅的另一端，我们听到急救室的门打开了，急救医生用轮床把她推了进来。他们把她推进了创伤室，队员们立即行动了。有人把一把大剪刀塞到我手里，叫我把她的衣服剪开。"快剪掉！"主治医生喊道。我把她的内衣和内裤都剪开了，她所有的衣服都从身上掉了下来。她的腹部有一块巨大的瘀伤——"安全带印记"。每当看到这种情况时，你往往会担心出现肝脏撕裂或脾脏破裂。当整个团队围着她时，我往后退了退，检查她的身体是否有出血的地方，试着给她做外围静脉注射，给她连上心脏监测仪。高级专科住院实习医生拿来一台超声检测仪，开始寻找她的腹部积血，她的脉搏很弱，血压在下降，所以我们知道她体内某处在流血。

"挂两支O型阴性血。"主治医生说。有人跑出去拿血来输血。

"外围脉搏无法触及。"一名护士说。她的血压降得很低，我们感觉不到她胳膊和腿上的脉搏。"插不进去。"实习医生说。

"我正在另一边尝试，无法进入。"高级专科住院实习医生说。那个女人还有自主呼吸，但没人能将静脉注射针插进她的静脉。当她的静脉血不断流入自己的腹中时，静脉发生萎缩而无法进针。

"我要用股部静脉。"高级专科住院实习医生说。

"我们去手术室吧。"主治医生说。

"你是哪位？"一位护士问道。就在那一刻，创伤室的注意力从病人转到了站在门边拿着包的瘦削女人身上。"你是她的家人吗？"护士问。

"不。"女人说。我暗自庆幸，因为我不想让我的病人的孩子看到我剪掉她的衣服或是探查静脉。"我是社工，她的家人在急救室，他们想告诉你们她选择DNR（缩略语，意思是拒绝心肺复苏术）。"

创伤室的紧张气氛缓和了。DNR的意思是"拒绝心肺复苏术"[1]。这意味着，在这种情况下，我们不用去手术室，我们不用切开这位84岁高龄的妇女的腹部来发现出血处并止血，也不会用一根管子插入她的喉咙并把她转到重症监护病房。这意味着，如果她要死了，她就可以选择去死。

然后最奇怪的事情发生了。团队其他成员都离开了，社工待在房间的一个角落里看着，主治医生和实习医生留下来了，只有我们四个人，大家都很安静。我看着他们一遍又一遍地试图给她的静脉里注射血液，他们的目标是股静脉——一条位于臀部内侧的大静脉。同样运气不佳。他们试着用超声波，尝试切开她的大腿露出来一条静脉，还在她的血管里挖来挖去，轻声地咒骂着，这时心脏监测仪的响声开始慢了下来。

---

[1] 拒绝心肺复苏术（do not resuscitate，缩写为DNR），又译为放弃心肺复苏术、放弃急救同意书，也称为拒绝紧急救治（no code）。拒绝心肺复苏术的法律文书，病患要在平时或在医院时预先签署，表明当面临心跳停止或呼吸停止的状况时，他们不愿意接受心肺复苏术或高级心脏救命术（advanced cardiac life support）来延长生命。——译者

"不用做胸外按压？"实习医生问。

"不用。"主治医生说。

然后这位女士开始慢慢死去。她在创伤室里失血过多，两名医生不停地戳着她衰竭的静脉，徒劳无功。我简直不敢相信，你不会就这么死在医院里，死于简单的出血，对吧？你不会因为我们不能把针扎进你的静脉就死掉吧？

"好吧，就这样吧。"主治医生说。每个人都放下器械，脱下他们的黄色罩衣，离开了。心脏监测仪还在响，但越来越慢了。我走到创伤室的门口，站在实习医生旁边。他似乎认为我们没什么可做的了，所以我也什么都没做。他和主治医生开始讨论另一个安排在手术室的病例，心脏监测仪的哔哔声越来越慢，越来越不规律。

我知道那个女人快要死了。"我应该牵着她的手吗？"我想，"我应该安慰她吗？"但是我没有。我和我的队友一起静静地站着，想着我可以从他们身上学到医生在病人去世后应该做的事情。

那天我学到的是，当没有更多的干预措施可做时，医生的工作就完成了。我们站在创伤室的门口，轻描淡写地谈着别的事情。我们的病人死亡的唯一标志是心脏监测仪的哔哔声长时间地减慢，直至停止。最后，我们的病人光着身子躺在创伤室的床上。她享年84岁。在这段时间里，没有人提过她的名字。"就这样了？"我想，"就这样吗？"

社工走了进来，把尸体盖上。她把创伤室的窗帘拉上，这样我们就看不见里面了。她一定把尸体和科室打扫干净了，因为几分钟后，我看见她领着一对中年男女走进房间。社工拉开窗帘，他们进入病人尸体所在的房间时，女人一把抓住男人的胳膊，猛地吸了一口气。

我站在嘈杂的创伤室走廊里，几乎听不到实习医生和护士的对话。这是我见到的第一个死亡的病人。内疚之情掠过我的心头，我是一个医学生，但我也是一个28岁的女人，我爱我的祖母、外祖母。我知道不该袖手旁观，让一个老妇人孤独地死去。

我本可以离开我的团队，走到她的床边，在她去世的时候握住她的手。我可以做任何事。但是我没有。我只是扮演了我被教导的角色，而不是一个好人。

当我匆匆离开创伤室的时候，我仍然感到心神不定，但是我没有时间让自己真正平静下来。我被安排在手术室协助进行乳房肿瘤切除术。我还没有见过病人，我只知道她患了乳腺癌，而我们正准备做手术切除癌变部分。

我冲进更衣室，脱下白色外套，戴上磨砂帽、面罩，穿上靴子。我的病人已经被送进了手术室，这意味着我犯了医学生最严重的错误——手术迟到。我错过了放置导管或帮助麻醉师将呼吸管插入她喉咙的机会。此时此刻，我不仅不能提供帮助，而且还会分散整个外科团队的注意力，刺激到他们每个人。

我一边擦着手和胳膊，一边疯狂地回想我对乳腺癌的了解。主治医生会问我一些问题，而我在术前没有时间复习。"肿瘤，淋巴结，转移，"我想，"乳房切除，然后化疗和放疗。美国妇产科学院（American College of Obstetricians and Gynecologists）不再推荐常规乳房自检。大多数被诊断出患有这种疾病的病人最终会死于这种疾病，即使他们的病情得到缓解，最多也只能有5年存活率……"

我做好清洗，尽量小心地进到手术室里。门开了，外科医生瞥了我一眼。我能感觉到她的恼怒。任何侵入手术室的行为不仅会分散注意力，还可能造成污染。从开着的门吹过病人身体的空气会携带细菌而导致感染吗？我把什么东西弄得带病毒了吗？外科医生皱起了眉头，但她的嘴被面罩遮住了。

我走到清洁护士那里，她很快地给我穿上外套，我戴手套的时候，她仔细地看着我。我背对着病人。我打开无菌手套，把它们放在无菌纸包装里。我把一只手套戴到一半，但另一只却笨手笨脚地实在套不进去。

"重新来，污染了。"护士说。

我默默地咒骂着，打开了另一双手套。这一次，我设法用合适的方式把手套套在手上，没有用手接触手套的外皮。我无菌了，还穿着防护服。

我转身准备加入手术中，这时我看到了我们的病人。她的年龄不比我大。

手术灯的光洒在她身上，她静静地躺着。在蓝色无菌手术单下，我可以看到她的一条腿的侧面暴露在灯光下。那条腿上有着骑自行车上下班的人有的那种结实而瘦削的肌肉，她的腿从膝盖外侧几乎弯曲到臀部，上面有一只鸟的文身。我想应该是白鹭。

我站在那个安静的空间里，外科医生在给她做手术，迅速地切开皮肤，一直到她的乳房组织。她切除了一个乳房肿块，在上面缝了一针，在右边缝了一针（这样我们就能知道哪一边是朝上的），然后把它放在无菌的托盘里，让病理学家检查。如果边缘很清楚，也就是说，如果在肿块边缘没有发现癌细胞，这位年轻的女士将继续接受治疗，并最终由另一位外科医生重建她的乳房。

然而我知道，她不久后或最终可能会因此而死掉。

我已经知道了那个事实。她知道吗？她想知道吗？我想象着她沿着我去医院的那条路骑自行车，想象着她的双腿在阳光下闪过，因为她和我一样年轻，一样充满活力。外科医生用细缝线沿着病人胸部边缘缝合了刀口。我一直保持着双手叠放，手术结束后，我帮着清理了手术室。

第十三章 »

我见到达米恩之前，看过他的X线片。在急诊室的过道里，看着电脑屏幕上显示的X线片结果，他只是又一例糖尿病足。"你看到了什么？"我的实习医生问我。她指着脚中间一个发暗的地方，那里的感染正在侵蚀骨头。

"骨髓炎。"我说。

"好。"她说。一次从一个外科医生口中说出四五个以上的单词是很不寻常的。我盯着X线片，保持沉默。那时，我并不介意外科医生既不跟我们这些学生说话，也不试图了解我们。他们有时候会很吓人——我曾看到他们有人会尖叫，但不管怎样，如果外科医生对我们一无所知，我们学生似乎会更安全。后来，我加入了一个团队，在这个团队里，我可以真正地参与到病人的护理工作中，并且能够尽一份力，同时我也将了解到手术是多么的奇怪而缺乏人性。但当时，这只是我对病房的了解。

这是我倒数第二晚的创伤寻呼值班。那时，我已经见过几个脚部患有骨髓炎的病人，我帮他们实施了截肢手术。糖尿病患者感染这种疾病有很多原因。糖尿病会损害免疫系统，使身体更难抵抗普通的感染。它也会从身体末端的小神经开始攻击神经系统。

脚开始会出现刺痛，然后持续疼痛，后来完全麻木。这使病人的脚部容易受伤，因为如果绊倒了，可能受伤了都没有注意到。如果是我伤到脚底，我马上就能知道。但对于严重的糖尿病患者，脚趾上的一点小伤在它发展成严重的感染前可能会感觉不到。这就是我们所说的"糖尿病足"。当抗生素失效时——通常会在糖尿病骨感染病例中失效，因为免疫系统已经被削弱——手术是唯一的选择。

在圣文森特诊所，我了解到良好的初级护理可以使病人避免被截肢。我们会教糖尿病患者每天检查他们的脚。当他们来到诊所的时候，我们会检查脚部的损伤，然后检查脚部的反射和感觉，看看神经的功能状况，这是糖尿病治疗标准流程中的一部分。

"喂，"我的实习医生说，"他已经被截肢了一次。"她低头看着他的检查表，检查表里有急诊室的医生写下的关于他的病史。"你认为这孩子吸取了教训？"

"这个孩子？"我想着，低头看着检查表。达米恩，21岁。

我看到的其他截肢手术都发生在老年人身上。有一位80岁的老人从疗养院转来，有一位55岁的严重肥胖的妇女，还有一位60多岁的移民。所有这些人都有多年的糖尿病史，而且他们在得州没有保险。他们没有得到良好的初级护理。

但为什么一个21岁的人就要接受第二次截肢手术呢？达米恩从小就患有糖尿病，但即便如此，这种疾病在这么小的年龄就造成如此严重的破坏还是很不寻常的。"我们去和他谈谈。"实习医生说。

我们县的急诊病房有很多种，这间就不太好。最糟糕的"房间"只有10英尺×8英尺的空间，呻吟的病人被帘子隔开。这个房间有真正的墙，但是没有窗户，而且面积很小。那孩子躺在轮床上，我们走进去的时候，他没有转头看我们。

实习医生坐在床边。"达米恩。"她温柔地唤他。他转过身来看着她。"我是斯克拉医生。"

"你是外科医生吗？"

"我是。"

"你要砍掉我的脚吗？"

实习医生低下头。这当然是我们要传达的消息，但她希望能让它来得更轻柔，孩子已经知道了。"嗯，"她说，"我们需要做手术。"

"哦，不，不，不。"他把头往后一仰，看着身后的墙。"你别切。"他说。他的声音降低成耳语，"请不要那样做。"

"我看一下。"实习医生说。她俯下身，摸了摸他的脚背，那里正是感染的地方。"看起来你这里的骨头感染了，"她说，"所以我会尽力留下你的脚的后半部分。""求你了。"他说。

"我知道这很糟糕。"

达米恩翻了半个身，背对着我们。"你们知道个屁。"他低声说。

我了解到，这个21岁的人需要进行第二次截肢的原因有很多。达米恩来自芝加哥，他8岁时被诊断出患有糖尿病。儿童患糖尿病是很残酷的——胰腺完全被破坏了，所以这些孩子一生中每天都需要胰岛素。他们需要特殊的饮食和定期的医疗检查，需要营养学家和社会工作者的关注，需要完整的、有组织的医疗团队。家人们也必须组织起来照顾这些孩子，否则他们会出现严重的并发症，从感染到昏迷再到早发性心脏病。即使在最好的照顾下，不幸也会发生。我的一个朋友来自一个富裕的家庭，他自己也是一名医生，他就患有慢性的中枢神经系统并发症。

达米恩的家人无法组织起来照顾他。他的父亲一直在监狱里，他和他的母亲、姐妹们长期无家可归。他辍学了，到18岁生日时已被捕3次。就在3个月前，他来到了得州，和一个朋友住在一起。但是他的朋友失去了自己的公寓后，达米恩又流落街头了，而且没有胰岛素了。对于一个糖尿病病人来说，在这种生活下是得不到精心照料的，因而无法控制疾病。

即使达米恩有很好的医疗条件，我们也有理由认为他可能没有得到最好的治疗。2003年，美国医学研究院（IOM）对医疗保健中的种族偏见进行了一次重大调查，这在一定程度上是为了回应20世纪90年代的一些研究，那些研究表明，在急诊室里，黑人和拉丁裔患者不太可能获得充足的止痛药物[1]。

他们的发现令人不安：这不仅是因为种族偏见在医学界很普遍，还因为医生的偏见也是导致非裔美国人早期死亡的因素。美国医学研究院的研究报告考虑了控制社会经济地位和获得治疗的机会等因素，结论显示，种族本身往往会影响患者获得的医疗服务的质量。例如，美国国立卫生研究院（NIH）的研究人员发现，在退伍军人事务医院接受糖尿病治疗的黑人退伍军人可能接受到的像眼科检查这样的基本护理标准测试的机会比白人退伍军人要少，眼科检查尤为重要，因为糖尿病会导致失明。

令人沮丧的是，2014年的另一项研究发现，即使在华盛顿州的学术医疗中心开设的以病人为中心的医疗之家——本应该提供一流的初级护理——黑

---

[1] Institute of Medicine, "Unequal Treatment: Confronting Racial and Ethnic Disparities in Health Care" (Washington, DC: National Academies Press, 2010), accessed April 10, 2014, http://www.nap.edu/catalog/10260.html.

人糖尿病患者得到的护理也是更差的。医生不太可能给黑人患者做眼部检查，不太可能给黑人患者接种流感疫苗，甚至不太可能检查他们的血红蛋白A1c（一种标准的检测方法，可以得知患者过去三个月血糖的平均水平）。研究对象中的黑人患者的平均血糖水平也高于白人，这使得他们患上并发症的风险增加，就像达米恩所患的感染一样。关于这个主题的研究一直在继续着。

约翰·多维迪奥是一位研究医学中种族问题的社会学家，他认为许多医生表现出"令人厌恶的种族主义"。他的意思是说，我们重视平等，谴责我们可能是种族主义者的观念，但我们仍在以微妙的、未被承认的偏见行事。患者通过一些暗示，比如，眼球的转动或医生迅速离开房间等，就能感知到这种令人厌恶的种族主义。而且快速离开病房会使有色人种患者就诊时间较短，这也许可以解释为什么医生对这些患者的护理不太可能达到护理标准。研究人员还调查了导致医生产生偏见的因素，结果虽不完整，但很有趣，同种族的医患共同体受偏见影响的可能性较小。这就是为什么培养多样化的医生群体至关重要的原因之一。

为了评估医生是否存在无意识偏见，研究人员使用了一种叫做内隐联想测试（IAT）的工具。这个测试可以在网上进行，任何人都可以参加。我自己也参加了，我的测试结果令人不安：它表明，与非裔美国人相比，我对欧裔美国人有一种强烈的无意识偏好。在我参加这项测试的时候，大约有27%的人得到了这个结果，还有27%的人对欧裔美国人表现出"适度"的偏好，而对非裔美国人则相反。16%的人对非裔美国人有轻微的无意识偏好，17%的人没有显示出偏好，另外12%的人对非裔美国人有轻微到强烈的无意识偏好。大多数白人受访者更喜欢白人，大约50%的非裔美国受访者也是更喜欢同种族的人。

显然，我的测试结果令人不安。我想我不是那个跑出房间的、躲躲闪闪的医生。我曾在一个以非裔美国人为主的社区中心接受培训，有一个优秀的非裔美国人学术导师，我对这些问题想了很多——当然我不应该有那么多偏见！

我再次进行了测试，得到了相同的结果。这可真是令人沮丧。如果我有偏见，我能成为非白人患者的好医生吗？也许我应该停止尝试，我同一个非裔美国人的医疗接触可能会害了他。

当然，对于医生来说，逃避这些问题不是办法，而且，医疗系统培训的非裔和拉丁裔的医生是如此之少，这对病人来说将是灾难性的。白人医生也应该理性看待医学教育的革命，以便我们的有色人种同事能够"解决"这个问题；这个问题也不应该是有色人种医生的唯一职责。我们现在都得好好照顾我们的病人。因此，研究人员提出了一些方法来解决我们工作实践中的偏见。

IAT发起人发表的文章认为，对于那些对某个种族表现出中度到强烈偏好的人，只有在我们不断努力下才有可能避免让这种偏好影响他们的行为。但是，如果我们停止努力，那么偏见可能会卷土重来。多维迪奥和他的同事们认为，尤其是我们的医务工作者，可以做一些事情来解决偏见问题。这对我和病人来说都是好消息。

他们所建议的训练方式非常简单，其目的是解决使医生更容易产生偏见的因素——压力、焦虑、陌生感和缺乏共情心。例如，为了减少焦虑和陌生感，医生应该与其他种族的同事进行交谈。我们应该使用正念技巧，比如冥想，以减少我们在临床诊疗之前的焦虑心理。我们应该更好地了解我们的病人，这样我们就不会从种族或性别的角度来考虑他们，而是从他们个人的角度来考虑。我们应该积极地、设身处地地试着想象病人的处境。"共情心"是一个特别的症结，因为研究表明，在我们的训练过程中，医生的共情心会下降，我们为培养共情心所采取的任何措施可能都要重来……也可能，一直重复下去。

多维迪奥在大量著作中阐明：医生可以着手解决这个问题，解决的方法就是不要把我们自己当作一个独立于病人（或少数种族）的群体，而是同病人处于同一个整体中的成员，也就是说，同为人类。我们可以试着记住我们都是人，我们应该一起工作。最后我和达米恩谈了很多。我想这是因为我对作为即将为他做足部手术的小组的一员一事感到内疚。也许我只是想安慰自己，但我想如果他能找个人倾诉一下，可能会感觉好一些。所以我在查房后去了他的房间，我们还是聊了起来，即便我觉得这样做也帮不了他什么大忙。最后，他还是失去了那半只脚，而这正是他所关心的东西——跟一个随机出现的、有负罪感的医学生没什么关联。当我试图跟他谈谈如何重新学会走路，以及他还能做些什么的时候，他拒绝了我。"我不想过那种只有半只脚的生活。"他说。

不过他确实告诉了我很多关于他的事情。他告诉我他是多么爱他的母亲，她是多么努力地为他付出，即使他们无家可归，但每个月她都把他拉进诊所，为他递交文件，这样他就能保住医疗保险。他把自己的病归罪于自己，归罪于顽皮，归罪于惹祸，归罪于做坏事。我告诉他，青少年们总是把糖尿病护理搞得一团糟。那个年纪的人们可能不知道并发症会有多严重。达米恩很生气，但主要是跟自己怄气。

在医学研究上，竟然如此接近这些事情，我当时是一名博士研究生，不经意间发现自己开始关注关于种族和偏见及我们作为专业人士可以做些什么来实现改观的研究。但当你真正行医时，你总是要落到具体某个人的身体上。每天下午，我都会回到达米恩的房间。你可以批评医疗体系有问题，但是你面前却是一个实实在在的、底部有脓液渗出的伤口，而正是这个具体的年轻人，让我发现我很关心他，但实际上他的半只脚已经没有了。

第一天晚上很晚时，我们为他做了手术。我把6号大的非乳胶手术手套拿到清洗技师那里，然后洗手，清洗指甲缝隙。我比其他队员先到手术室，在麻醉医生对达米恩实施麻醉的时候，我和他谈了几句。他脚上要切开的地方画了一条黑线。"这是止痛药，会让你犯困的。你准备好了吗？好了，从10开始倒数……"

他一睡着，我们就立即行动起来。我们给他的脚涂上了深红色的必达净（清洁和消毒用的药），头顶上的灯光正好照在这只脚上。实习医生开始切割，主治医生观察后，我用一根小管子吸了吸血和骨头碎片。切割过程很快，被感染的骨头碎了，我们把受感染的组织切掉，一直切到我们能看到的部分都是健康的。我们设法留下了两个最小的脚趾和大部分的脚掌，然后用无菌水彻底冲洗伤口，包扎好。就这样手术结束了。

第二天，达米恩正在他那破旧的手机上玩着贪吃蛇游戏。我们聊了几句，他感觉不是很痛，可以自己进食、上厕所。他甚至还拄着拐杖蹒跚地走来走去。

第三天，他发热了，我们打开绷带时，发现感染又复发了——尽管我们给他用了抗生素。他的足部中间裸露的骨头之间渗出了黏稠的脓液。接下来只好做膝盖以下的截肢手术了。

我们贴着踝骨上端切掉了他的整只脚。

一周后，达米恩出院了。我们为他开了胰岛素处方，并与我们的医疗团队、外科医生和理疗师进行了后续预约。他学会了如何清洗和检查伤口。他也报名参加了医疗援助项目，所以他可以免费或便宜地获得医疗用品和预约后续治疗。他痊愈后，就可以装假肢了。我们在"灾难"过后为他施尽了仁心仁术，当然他还是很生气。

而且，他也无处可去。他的那个朋友还是无家可归，达米恩不想见他。他还不能给他母亲打电话。达米恩拄着拐杖，我们送他坐出租车去了救世军收容所，保证他可以在那住上3天。

第十四章 》

我的下一个轮班是在得州阿尔派恩的农村家庭医疗机构，为期1个月。阿尔派恩位于得州西部沙漠，靠近大本德国家公园。那是个美丽的地方，最重要的是，我的好朋友玛格丽特也被分配到相同的轮班。我们开着值得信赖的本田Box，经过6小时的车程，从奥斯汀来到了阿尔派恩，住进了医院分配给我们的房间。

玛格丽特和我都很感激能得到免费住处，只是这座房子很奇怪。在我看来，它是一座大厦。它的主人经常出差，他显然与人共有儿子和女儿的监护权。我在他儿子的房间打开行李，里面的亚麻布床单都是以迷彩画为主题，东墙上装饰着一幅点彩画，画的是一个8岁的小男孩拿着一把十字弓。玛格丽特住进了他女儿的房间，房间里摆满了巨大的独角兽玩偶。有一个说西班牙语的叫玛尔塔的女人，她负责打扫房间，每天早上给我们整理床铺。这让我感到很不舒服，我有生以来第一次开始整理床铺。除了我们和玛尔塔，房子里还住着一个在政府机构工作的人。下班回家时，他会把枪绑在屁股上，然后溜达到游泳池——告诉大家，那里有喷泉从小狮子的头上喷涌而出——试图同玛格丽特搭讪，玛格丽特根本不搭理他。

玛格丽特和我分别去镇上的两位家庭医生——比林斯医生和吕克医

生——处工作。我开始与吕克医生合作，他在阿尔派恩和附近的戴维斯堡都有办公室。周一早上，我在阿尔派恩的医院见到了吕克医生。"你好，你好！"我见到他时他对我说，"你是瑞秋，对吧？"他是个健康的中年男子，面相看起来年轻，一头黄褐色的头发。他穿着磨砂裤和黑色T恤。

"是我。"我说。

"你是三年级学生？"

"是的。"

"到目前为止你都做过些什么？"

"手术。"我说。

"就这些？"他问道。

"就这些。"

"好吧。"他说，"这次会有点不同。""太好了。"我说。

确实如此。那天早上，我们在医院里巡视了3个病人，他们都是吕克医生非常熟悉的病人。他会说"罗伊，你的呼吸怎么样？"或"桑迪，你大便了吗？"，然后做一个简短的身体检查，亲吻病人的头部，在检查表上潦草地写三句话。这大约花了1小时，然后我们去医院的自助餐厅吃早餐——粗燕麦粉和鸡蛋，随后开着吕克医生的SUV去戴维斯堡。我们一路蜿蜒穿过戴维斯山脉，每一个转弯处都展现出不同的美丽景色，高高的沙漠，底下是绵延铺展开的褐色和绿色的风景。

"这里就是罗克豪斯大火发生的地方。"当我们接近戴维斯堡时，他说，"这原本全是绿色的。可怕的大火，影响了很多牧场主。我的一个病人失去了整个牛群，不得不从零开始。"

"太可怕了。"我说。

"感谢上帝，有了公共电台的存在，"他说，"他们得以及时发出警报，每个人都得以安全撤离。"

在剩下的行程中，我了解了一些吕克医生的故事，他最初学的是外科，但后来转向了家庭医学。他有两个女儿，他的前妻在几年前离开了阿尔派恩，现在住在阿比林。我们在路上时，他的女儿打来电话，但当我们经过一处山脊时，电话掉线了。我们在镇子附近又接到了移动公司的短信，吕克医生的手机屏幕上闪出未接的电话——他的女儿和两个病人打来的。他所有的病人都有他的手机号码。

我们驶进了戴维斯堡，这个狭长的小镇坐落在麦克唐纳天文台附近的山脚下，居住着1 000名居民。诊所在城镇一端的一座石头建筑里，我们径直走进了候诊室。吕克医生跟每个人都打了招呼，然后让我去看第一个病人。"哦，那是豪森先生。"他说，"瑞秋，帮我说服他，说服他。"

豪森先生60多岁，是一名牧场主，皮肤黝黑，手臂粗壮。"我想我是在捡一捆干草的时候抻到了。"他说。他的妻子意味深长地点了点头。"是的，"她说，"那里。"

"我明白。"我说。这对我来说是拿手好戏。在轮转手术中，我帮助医生治疗了好多例疝气，并在诊所学会了如何进行疝气检查。豪森先生给我讲了整个过程，他拿起干草包，突然感到腹股沟疼痛，并且疼痛感一直没有消失。

"把牛仔裤脱下来，"过了一会儿我说，"我给你检查一下，看是不是疝气。"豪森先生耸了耸肩，说："好吧。"然后他解开了皮带。果然，当我把手指压在他的腹股沟管开口处，让他咳嗽时，一个隆起的东西碰了一下我的指尖。

"是的，"我说，"这是疝气。"

"哦，见鬼。"他说，低头看着自己的生殖器。

"是的。"我重复了一遍。我站起来，脱下手套。

"哎哟，天哪！"豪森太太指着豪森先生的生殖器说，"它出毛病了！"

"是的，夫人。"我说，"但是，嗯，不是太大的问题。我的意思是说，我们可以治好。"

"真的吗？"豪森先生双手叉腰说，"我真希望你们帮我治好。"

"没错。"豪森太太说，使劲点了点头。

"你可以把裤子提上了，"我说，"我会请吕克医生来看看。"

我走出去，发现吕克医生在办公室。"豪森先生怎么样了？"他问道。

"他是得疝气了！"我说，"他是捡干草捆时发病的。""我的天哪！"吕克医生说。

"这是左侧腹股沟斜疝。"我说。

"你查过了吗？"

"是的，我在轮转的时候做过很多例疝气检查。"我说。

"嗯，好。这对你有好处。"吕克医生说，脸有点红。

回到检查室后，吕克医生让豪森先生再次脱下牛仔裤。

"是的，"吕克医生说，"是疝气。"

"好吧，真见鬼了。"豪森先生说。

吕克医生转向我。"你确实学会了怎么做疝气检查！"他说。

"是的，先生。"我说，"谢谢你。"

"她做得非常好。"豪森先生说。

"是的，先生，"豪森太太说，"她确实很不错。"

"好吧，谢谢你们。"我说。

"哦，你现在可以把裤子拉起来了。"吕克医生说，"我们会安排你做手术。"

"在阿尔派恩吗？"豪森先生问道。

"是的，在阿尔派恩。"吕克医生说。

"哎，见鬼。"豪森太太说。然后她指着豪森先生的生殖器问道："那个还能用吗？"

"是的，夫人。"吕克医生说，"别让他糊弄你哦。那家伙还能用！"

"那好吧。"她说。然后，吕克医生吻了他们俩的头顶，我们走了出来。

午饭前，我们又看了6个病人，之后吕克医生把我打发走了，让我在诊所后面的野餐桌上吃点东西，打个盹。护士长在后面给他建了一个花园，他总是喜欢在下午3点左右打个盹。于是我溜达到杂货店买了个三明治，在后院的草坪上打了个盹。我脱下白大褂，仰面躺在洒满阳光的草地上，看着秃鹰在沙漠上空缓慢地盘旋。

在阿尔派恩的第二个晚上，我在小男孩的迷彩卧室里躺下睡觉。凌晨4点左右，我的电话响了。

"喂？"我朦朦胧胧地答道。

"嗨，瑞秋。"吕克医生说，"我是吕克医生。"

"你好，吕克医生。"我说。

"我想你应该到医院来一趟，"他说，"我们有一位女士要生孩子了，我看她就要临盆了。"

突然，我完全清醒了。"我马上过去。"说着我掀开被子，穿上衣服，跳进车里，开车穿过城区。月亮高挂在沙漠上空，整个城镇一片寂静。我飞快地向医院驶去，心怦怦直跳。我以前从未见过婴儿出生。

然而，当我接近阿尔派恩的郊区时，我看到后视镜里闪着红蓝两色的光。我被拦下来了，我把车开到路边，把身子向前探出。我肯定这次我是赶不上看生孩子了。警车停在我后面，警灯闪烁刺眼，我无法忍受。第一次看分娩的机会就要这样泡汤了。

后来，我灵机一动，把听诊器从后视镜上拿下来，伸到窗外。警察看到了，把车停在我旁边，他是个小伙子。

"你要去医院吗？"他问道。

"是的，"我说，"有个人要生孩子，我得马上过去。"郑重声明，我可没有说"我是一名三年级的医学生，这个孩子有没有我，都会生出来的。你现在逮捕我，母子照样都会平安无事"。

"好的，跟我来。"警察说。然后他带着我一路闪着灯穿过市区，直奔医院。吕克医生的卡车停在急诊室的门旁边。我把车停在他的车旁边，输入EMS密码，径直跑了进去。

产房里除了那产妇沉重的呼吸声外，四周一片寂静。她独自一人躺在那里——没有丈夫，没有母亲，没有姐妹们帮助她。她仰面平躺在产床上，双腿分开，放在镫上。吕克医生穿着大褂和磨砂靴，站在床脚，一个护士站在旁边端着一个托盘，托盘上盖着无菌的蓝布。另一个护士也像我一样走了进来，开始用西班牙语轻声地和那个产妇说话。"你做得很好，宝妈。"她说，"保持呼吸，你就会觉得好过一点儿。"

"不行啊！"女人喘着气说。

"能行，你可以的，"护士说，"能行，你可以的。"

吕克医生转向我。"你来了！"他说。

"是的，先生。"护士帮我穿上大褂，戴上消毒手套，我站在吕克医生旁边。

"去看看她吧。"他告诉我。

我知道吕克医生的意思是：我应该检查一下她的子宫颈，看看产程怎么样。但这是我第一次看人家分娩，我真的不知道该如何检查子宫颈，也不知道我当时有种什么样的感觉。我也知道，分娩过程中不必要的阴道检查会增加母婴感染的概率。"好吧。"我说。

我不想在吕克医生、护士和这位准妈妈面前说我不知道自己在做什么，我差点就说出来了。吕克医生是个温和的人，他不会生我的气。现在回想起来，我当时的想法是显而易见的——我觉得求助甚至比将这对母子置于风险中会让我自己更尴尬。但那一刻，我没有想清楚。我只是尽力去做别人要我做的事。

我走到那女人的两腿之间，把戴着手套的手伸向她的阴道。我很紧张，动作很快，几乎忘了做自我介绍。"我叫瑞秋，"我用西班牙语说，"我是一名和吕克医生一起工作的医学生，我现在给你做一下检查。"

她没有任何反应。

我把食指和中指压向我认为是阴道的地方。

"你要检查吗？"吕克医生问道。

"嗯，是的，先生。"我说。

"嗯，那是肛门。把手套再洗干净。"吕克医生说。"你真是个白痴，"我对自己说，"你竟然在产妇即将分娩时把手指插入人家肛门里，人家都要分娩了，你甚至还找不到阴道。"我脸红了。在我身后，护士们沉默不语，其中一个拿出一盆液体给我洗手套。

我仍然很紧张，动作很快，我把手套浸在液体里，涮了几下，然后很快转过身来面对着那个女人，感觉有点恐慌。这个女人在生孩子，我刚刚侵犯了她的身体。我感到既羞愧又害怕。我希望吕克医生能把我从产房赶出去，或者那个女人能从床上坐起来，要求对那个显然不知道她在做什么的医学生进行严厉批评。但是他们没有生气，要我继续干下去。

至少这一次，我成功地正确识别出了阴道。我尽可能轻柔地把手伸进她的阴道。在里面，我能感觉到婴儿坚硬的圆圆的脑袋在顶着她的子宫颈。

"开口有多大了？"吕克医生问。

"嗯，"我说，"大约8厘米。"

"好，"他说，"嗯。"我不知道我说的是否正确。我猜她子宫颈开口有8厘米，只是因为我知道胎儿离我很近，但实际上，我不知道到底是多少。

我一直紧张着，产妇开始用力了。护士站在她的头旁，鼓励她。"来吧，瑞秋。"吕克医生说，"你就站在我旁边，像抓足球一样抓住他。"

"就像抓足球吗？"我问。我们阿兰萨斯港是没有足球队的。

"是啊，用你的整个身体抓住他，抱住他，婴儿很滑的，不要弄掉了。"

我照着做了。产妇大叫一声，突然，婴儿的头从母亲的阴道里探了出来。只有头。真的是有种超现实感，那一瞬间我惊呆了，我想，天啊，那是一个人头啊。

然后我想起来了，当然，当然它就应该在那里。吕克医生引导产妇分娩出宝宝的肩膀，突然那个男孩从母亲的体内溜到我怀里，带着血，又湿又热的。在那一刻，他是世界上最崭新的一个人。

"太棒了，宝妈。"护士说。我低头盯着那个婴儿。他满脸通红，满脸皱纹，满脸怒气。吕克医生把他从我身边抱走了，婴儿哭了起来。

"过来，剪脐带。"吕克医生说。他告诉我在哪里剪断。"通常，我们会让爸爸剪，但他不在，她是墨西哥的，你剪吧，瑞秋。"

于是我就剪断了脐带，然后把它拉紧，这个女人的子宫往下收缩，准备分娩胎盘。最后，随着一股鲜亮的血液涌出，紫色的胎盘滑了出来，让我想到了冲上海滩的一只大水母。"人们会吃这东西。"我看着它想。随后我看到婴儿被称了体重，迅速检查完后被交还给他的母亲。孩子绝对完美，母亲微笑着躺在床上。

我们脱下沾上了血渍的外套，向母亲表示祝贺后出去了。"去睡一会儿吧，瑞秋，"吕克医生说，"8点再见。"

"我昨晚第一次接生。"几小时后喝咖啡时我对玛格丽特说。

"是吗，孩子漂亮吗？"她问道。

"当然，"我说，"孩子很漂亮。但我很害怕。做产检的时候，我搞砸了。"

"嗯，没关系。"玛格丽特说，"正常。检查成功没？""嗯……"我说，"成功了。"

"好！产程怎么样？"

"绝对算常规的。"我说，"我认为。"

"哦，是吗？"玛格丽特问道。

"是的，当时是，那个女人躺在床上，脚放在镫上，她没有四处走动或蹲着什么的。我们立即剪断了脐带，在给婴儿称了重后将他交还给母亲。"

"当然是常规的。"玛格丽特说。

我喝完了咖啡，回到医院去见吕克医生。我很兴奋地想去看孩子，但孩子不见了。"他有点咳嗽，可能还有点肺炎，"吕克医生解释说，"所以我们把他送到了敖德萨。"

先前那种因检查出丑而出现的羞愧、脸红的感觉再次涌上我的心头，但这次不是因为我那检查搞砸了，或者说我侵犯了那个产妇的身体。

这一次，是关于孩子的问题。新生儿肺炎通常由大肠杆菌引起，大肠杆菌可能是由我的手套引起的，我在做阴道检查时出了错，摸了肛门，匆忙洗完手套，又把手伸进产道。我觉得很不舒服，好像这个小婴儿的肺炎完全是我的错。我只是尽力按照别人的要求去做事，而没有承认我根本不知道自己在做什么。

最糟糕的是，我所做的检查完全是为了练习——对母亲没有任何好处。更何况她是在外国的医院进行分娩的一个讲西班牙语的妇女，她实在是没有办法拒绝。

我接生的第一个孩子在敖德萨的重症监护病房里，而不是躺在他母亲的怀里，血管里滴着抗生素，脸上戴着氧气面罩，这都是我的错。几天后，吕克医生告诉我孩子恢复得很好，正在回家的路上。我松了一口气，但我发誓不会忘记这次的教训。如果在病房里不承认自己的无知就可能会把病人置于危险之中。

我看到的第二次生孩子是一例紧急剖宫产。这一次，是在白天。我正同镇上的另一位医生比林斯医生一起工作，他的办公室就在阿尔派恩医院附近。我们正在为一个农场工人切割背上一块可疑的肿块时，一个护士探头进来说："比林斯医生，医院现在需要你过去。"

我们结束了手术，跳上比林斯医生的吉普车去医院。他开玩笑说，他可以在车顶开个闪光灯，同时，我可以摇下车窗，发出警报声。"一旦警察知道你是医生，他们就不会再在这里拦你了。"他解释说，"但真的出现急症时我想让人们知道。"

　　无独有偶。上周，吕克医生给我讲了一个故事。一次，他从戴维斯堡以每小时95英里的速度开车去阿尔派恩处理一例紧急分娩。当地的警察也认识他，但很明显，吕克医生那天是从一个没有认出他的车的州警身边呼啸而过，骑警开始追他，当他们接近阿尔派恩时，路上已经设置了用来阻挡医生汽车的路障。"不过，我还是赶到了，"吕克医生说，"那个孩子现在在足球队里。"

　　我跟比林斯医生冲进医院，直奔手术室。"你以前帮忙做过剖宫产手术吗？"我们朝里面走的时候，他问我。

　　"嗯，没有。"我说。

　　"但你做过手术，所以你知道该怎么做吧？"

　　"是的，先生。"

　　"好吧，换衣服，在那儿等我。"他说，"等她麻醉了，我们就开始清洗。"

　　手术室就在这家小医院的正中心。那里那么安静，气氛不紧不慢，感觉就像一个教堂。我换上了手术服，发现比林斯医生已经在手术室里了。麻醉师向我点点头，我去见病人。她很年轻，静静地坐在那。尽管每次长时间的宫缩都会带来阵痛，但她脸上还是带着坦诚又信任的神情。她指着自己的前胸，说出了自己的名字："玛丽亚·多洛雷斯。"

　　"玛丽亚·多洛雷斯"，我想到了"玛丽的痛苦"。

　　"Soy瑞秋。"我说，"La estudiante de medicine trabajando con Dr. Billings。"（西班牙语：我是瑞秋，与比林斯医生一起工作的医学生）她点了点头，视线又回到了腹部。比林斯医生轻轻地把她移到床边，让她坐起来，这样麻醉师就可以在她的背部注射，进行脊椎麻醉。脊椎麻醉类似于硬膜外麻醉，但效果更快，持续时间不长，所以我们在剖宫产时经常使用。

在正常分娩的过程中使用硬膜外麻醉来控制疼痛，因为那种疼痛可能会持续几小时，而在剖宫产术中则使用脊椎麻醉，这样可以快速麻醉。

手术室里的灯光都很暗，只有一束强光照在玛丽亚·多洛雷斯身上。她的双腿悬在手术台上，她的脚很小、没穿袜子。当麻醉师准备在她的脊椎处注射时，比林斯医生站在她面前稳住她。他伸出双臂搂住她，光线照在他的胳膊和肩膀上，她身体前倾，脸靠在医生的胸前。一切都很安静，然后我听到她身后传来了比林斯医生的祈祷，针头慢慢地插了进去。

当玛丽亚·多洛雷斯仰面躺在手术台上时，比林斯医生和我走出去进行清洗。"她以前做过剖宫产，"他向我解释道，"她本想顺产，但心脏监测仪显示胎心急剧放缓。所以我们就要进行剖宫。我们要竖切，而不是横切。当你在妇产科轮转时，你就会发现两者间的不同。预先安排的剖宫产较少使用横切。这是通常做法，它们不同。"

我们回到手术室，此时术前的宁静时刻结束了。我们走了进去，很快就开始行动了。护士们把必达净撒在玛丽亚·多洛雷斯的肚子上，比林斯医生在她的肚子上划了一道长长的口子，然后我们俩都把手伸进口子边缘，把它拉开。血从伤口边缘溢出，流出了手术台的一边，滴到了地板上。

"看那里，看那个，瑞秋。"我们把手伸进去时，比林斯医生说。我以为她的腹部皮肤下面是厚厚的子宫肌壁，但实际上只有一层薄薄的膜。我能看到婴儿的头发就在下面。

"（子宫）已经穿了。"比林斯医生说。也就是说玛丽亚·多洛雷斯的子宫在宫缩的作用下破裂了，很可能是沿着她的子宫曾经被割开的那条线破裂的。"要是再多坚持5分钟就好了……"他说，这句话并没有说完。薄薄的羊膜是唯一能阻止婴儿在她母亲的腹腔里自由漂荡的东西。

比林斯医生小心翼翼地打开了羊膜，开始把婴儿拉出来。"一个女孩！"他说，"她有呼吸！"他刚说完，小女孩就奇迹般地哭了起来。一分钟后，我也哭了。医学上有些东西确实是不可思议的，没有别的词可以形容了。

接下来的星期六，我和吕克医生一起到坎德拉里亚的免费诊所，进行他每月一次的出诊。这家诊所的资金完全来自路德教会的捐赠，吕克医生也是这家教会里的一位长老。在这里，只要医生自愿提供时间就不需要花费太多费用——只需要每月几百美元的基本抗生素、其他药物、生活必需品和检测等费用。吕克医生把医疗用品还有送给当地孩子的玩具都装进特百惠的大箱子里，放在他的SUV后座上。

坎德拉里亚是一个墨西哥裔社区——一个边境城镇，非常贫穷，与世隔绝，甚至没有城市服务。我们在沙漠里开了1.5小时的车，先穿过山口，然后穿过普雷西迪奥，就是同墨西哥奥希纳加隔河相望的一个美国小镇。奥希纳加有2万到7万居民——似乎没有人知道确切的数字，但是那里有一家医院。在普雷西迪奥，只有几家诊所，还有一家尘土飞扬的杂货店、很多生锈的汽车，边境巡逻队的工作人员居住在周围带有刺铁丝网的狩猎小屋里。它们看起来很像加尔维斯顿的联邦应急管理局的房子，可能是由同一群人建造的吧。

经过普雷西迪奥之后，我们转向北方，沿着河边的小路向坎德拉里亚驶去。沿着这条路开了几英里，然后这条路就变成了一条土路。坎德拉里亚只有河边几条土路旁散落的一些房子。"这里的孩子们坐校车去普雷西迪奥，"吕克医生说，"每天坐公共汽车要花2.5小时。你想要买杂货，买电池，买双袜子……都得去普雷西迪奥。"

当吕克医生把车停在一个小土坯教堂旁边时，孩子们向SUV跑来。他跳了出来，开始和他们打招呼，并分发玩具——大部分是明亮的、有弹性的小球。"这些孩子有一半是我接生的。"他告诉我。孩子们散开了，开始在阳光下互相追逐，搞得尘土飞扬。

我们走进凉爽昏暗的教堂，里面有三四个带着小孩的妈妈、一对老夫妇，还有几个独自等着我们的年轻人。"你好，医生。"一个女人喊道。吕克医生打了招呼，把我介绍给他们认识，然后我们就开始工作了。

我们在教堂里设立了临时诊所，有人捐赠了一张床，把一个小礼拜堂改成了检查室。十字架上的基督注视着我们所做的一切——基督脸上涂满了鲜血。"这个基督看起来特别血腥。"我心想。吕克医生在教堂的中殿边上站了一会儿。我可以在小礼拜堂里做巴氏涂片，一切都很顺利。我把样本放在稍凉一点的地方，之后带回阿尔派恩进行分析，并告诉她们下个月才会有结果。我为他们感到难过——等待巴氏涂片检查的结果会很有压力，要等上一个月可真不容易。

在这个资源极其贫乏的环境中，我们只能因陋就简。患有病毒性疾病的孩子有时会服用抗生素。吕克医生会让我用西班牙语向他们的妈妈解释："先别给他抗生素。等到星期三他还没有好转的时候才需要服用。如果那时他仍然发热，或者病情恶化，那么他才可以开始服用抗生素。"这些药片是为了把细菌感染的可能性降下去。下周，离这里最近的医生也会来普雷西迪奥，而且他星期二和星期四才出诊。所以，如果有孩子情况不好，吕克医生就希望他们能准备些抗生素。我们还会给妈妈们一瓶布洛芬用以退热，有时还会给她们止咳糖浆。

整个下午不断有病人过来。一半来自坎德拉里亚，一半是从那儿对岸的墨西哥小镇涉水过河赶来的。每个人都讲西班牙语，只有读初中和高中的孩子们能讲英语。这里可不仅仅有病毒性疾病——一个孩子是癌症幸存者，吕克医生发现一个女人得了罕见的肺病，还有一些老人非常虚弱。下午晚些时候，抗生素用完了，还剩下一家人要就诊——一位母亲和两个孩子，他们从墨西哥来到诊所。这位母亲解释说孩子们生病了，发热，浑身发抖，嗓子疼。

"好的，让我们看看。"吕克医生说。果然，一个两岁、另一个五岁的孩子看起来都很糟糕。要知道你把你的耳镜塞进一个两岁大的孩子的耳朵里，他甚至都不想反抗，这是因为生病了。他的耳朵很干净，但我看到他的扁桃体上全是白斑。他发热到102华氏度（约38.9℃），我摸到他脖子两侧的淋巴结有小而硬的肿块。

"我想他是得了链球菌性咽喉炎。"我告诉吕克医生。吕克医生点点头。这个五岁的孩子也是。

"我们要是还有一些阿莫西林就好了，"吕克医生说，"这两个孩子真的病了。"

链球菌性咽喉炎并不是医学上的急症，但也必须得到治疗。在青霉素广泛使用之前，链球菌性咽喉炎曾经夺去了许多人的生命。如果不及时治疗，就会导致风湿热、风湿性心脏病和早逝。使用青霉素和相关抗生素治疗链球菌感染的发现是最值得自豪的，它是简单、廉价的治疗方法之一。但此时此刻，在墨西哥边境的土坯教堂里，我们却没有阿莫西林了。

我希望吕克医生此时大胆点——把孩子们装进他的车里，带他们去普雷西迪奥，或者告诉那位母亲，她需要马上把他们送到奥希纳加去打抗生素。但他没有。他安慰了那位母亲，给孩子们吃了泰诺退热，然后把他们打发走了。他告诉她这是细菌感染，但是我们没有抗生素了。如果可能，她应该去奥希纳加。她点了点头，向我们表示感谢，但她的眉头因担忧而皱了起来。

他们离开后，我们把临时诊所拆了，把东西装进了SUV，然后我们开着车慢慢行驶在没有铺砌的山路上，经过了吉安迪温泉。太阳在大本德山落下，群山沐浴在粉红色或者橙色的夕阳之中。吕克医生和我都没有说话。

"我真希望我们没有把抗生素用完，"他最后说道，"最后两个病得很重。"

那天晚上回到家，我想起了那两个孩子，他们应该在河对面的房子里瑟瑟发抖，汗流浃背。我查了患有链球菌性咽喉炎而未经治疗的儿童患风湿热的情况。有多少人会患上这种可能会缩短他们的生命的疾病？答案是3%～5%。但那两个孩子知道这些吗？他们能到奥希纳加接受治疗吗？我永远不会知道答案。

吕克医生的边境免费小诊所出奇地便宜，且医疗条件还算不错，有些病能治好，有些病能治疗，还做了些筛选测试。但这并不是最好的医疗服务，我觉得这些如此贫穷的人真的需要最好的医疗服务。如果每月免费门诊的存在致使他们不会去可以得到更好治疗的普雷西迪奥或奥希纳加，那该怎么办？

我听到过类似的关于圣文森特的争论，一些人认为免费诊所的设立是完全错误的，只是一种权宜之计，目的是帮助医疗专业人员更好地面对医疗上的不平等现象。我的朋友梅尔称圣文森特是一个"道德安全阀"——它的存在让得克萨斯大学医学部的员工们在一个不公平的系统中不断工作，而不至于让我们的愤怒和沮丧达到沸腾的顶点，因为它让我们觉得即使在一个腐朽的系统中我们也在做一些好事。梅尔担心，免费诊所对社区居民的帮助并不像它们对学生（他们需要培训）和医务工作者（他们需要认同自己是有道德的人，会把专业知识奉献给慈善事业）那么大。

然而，在加尔维斯顿，总是有相反的观点认为，对我们的大多数病人来说，他们并没有其他选择。即使有了圣文森特的帮助，一些人也会死于可治疗的疾病。如果完全放弃他们，那将是残酷的，因为我从心底里不相信国家医疗系统会介入，会弥补这一缺陷。

那天晚上，我在床上辗转反侧，反复思考着这些问题。二流的医疗服务比没有医疗服务好吗？把自己的生命交给学生或慈善机构会是什么感觉？我想起了那位来自墨西哥的母亲，她在这里生下了她的儿子，这里的医疗系统是世界上最先进的，可是她刚出生的儿子由于一个医学生的疏忽而不得不被送往敖德萨的重症病房。她现在可能正坐在婴儿床旁，在一间由机器看管的黑暗的NICU病房里，倾听着每一次微弱的呼吸。我真希望能和她坐一会儿，这样我也能确信孩子还在呼吸，这样我才能说声对不起。

然后我想起了另一位母亲，她在一个土坯教堂的长凳上等着我，她的两个男孩因高热而发抖。我们只给她拿了泰诺就打发她过河回家了。两个孩子都随时可能会死掉，或早或晚。

我想到了吕克医生亲吻他病人的额头，把自己的手机号码给病人，远离家乡工作和生活。坦率地说，我害怕变成这些阿尔派恩医生的样子，他们为了家庭医学放弃了那么多。"他很爱他的病人，"我想，"但是这样做就对了吗？"漆黑的夜笼罩着我周围的沙漠，我躺在那里很久都没有合眼。

第十五章 »

乡村医学的问题对我个人来说很重要，这不仅因为我在阿尔派恩的成长和训练，也因为我的哥哥马特。马特长大后当了渔夫，我们都知道他会那样。他14岁时就开始在阿兰萨斯港从事航海工作，并在读完本科后搬到了阿拉斯加。他的第一份工作是在白令海的鳕鱼渔船上捕鱼。他会站在甲板上，看着一条又一条鳕鱼被长线钩住，闪闪发光地从水里挣扎着浮起来，然后被拖进一个叫做"屠宰机"的机器里，被杀死后再被放进冰冷的货舱里。有一次航行中，渔船的索具（船的绳索、帆缆等）上因冻雨结了很多冰，几乎要把船压翻了，全体船员只得花了3天时间用铁镐和手提钻破冰。船翻意味着死亡，在白令海中，大多数人就是因为船只沉没死去的。这项工作可以摧残一个人的身体，搞断你的手指，或者使你变成肢残人士，但是死亡通常是一个群体性事件。

马特讲述了一个船员在船翻时被困在船舱里的故事，因为他们在船舱里穿着救生服——那种明亮的可以漂浮和保暖的橙色连身衣，但是当船只下沉的时候却无法逃出。他还讲述了另一个关于船员的故事，当时船翻了，着火了，他们死于船舱里的毒气。30名船员全部消失在海浪和烟雾之中。之后几年我在奥斯汀进行暑期实习的时候，我会等着马特每月给我打电话，尽量不去想他讲的那些故事。

　　如今，马特在阿拉斯加的克雷格经营着一艘鲑鱼拖船。克雷格距离威尔士王子岛的凯奇坎只有30分钟的水上航程。这个地区基本上是一条被潮水包围的山脉，高耸的冷杉一直长到水边。从上面看，克雷格在岛上显得又小又显眼，岛上有1 400名阿拉斯加人，夏天有很多游客，还有大量的熊和鹰，有点像西得克萨斯。阿拉斯加感觉更自由，因为它是纯原生的。在这个地区，你可能拥有的自由之一，就是在一个半偏远的小岛上开办一家鱼类加工厂，然后用你的名字来命名这个逐渐发展起来的小镇。

　　如果你去看马特，他会一直在他的船上等着，直到他看到水上有飞机飞过，然后他会走到码头，当你的飞机在港口轻轻降落时，他会在他疯长的胡子里露齿而笑。马特的船，"海盗漫游者"，是一艘小船，实际上完全可以由一个人来操作。"海盗漫游者"是艘小钓船，不是拖网渔船。（小钓船是一种小船，通常用手钓鱼；拖网渔船是使用渔网捕鱼的大型作业船只。）马特的船也是他的家。船上不仅储备有鱼叉、鱼饵、救生服，还有爱尔兰的速食燕麦片、烟草、猎枪、一双灰色羊毛拖鞋和成堆的书。我上次去看马特的时候，他正在看一本关于英属北美殖民地的书。在他的床铺上，放着一本戴夫·艾格斯（Dave Eggers）的小说、一本安妮·阿普尔鲍姆（Anne Applebaum）的《古拉格》（*Gulag*）和威廉·巴雷特（William Barrett）的《非理性的人：存在主义哲学研究》（*Irrational Man：A Study in Existential Philosophy*）。晚上，马特会在附近一个漂亮的小海湾里的一片长满海藻的海床上抛锚过夜，海獭喜欢在那里打盹，在经过12小时的艰苦捕鱼后，他会坐着休息一会儿，阅读有关文明冲突的书籍，对着窗口吞云吐雾。这艘"海盗漫游者"，在我看来，实在是太舒适了。

　　抛锚后，马特睡不踏实。他习惯了船的噪声，再小的动静也能把他吵醒：绳子的摩擦，风向的改变，甚至是突然的寂静。每次去捕鲑鱼时，他都会出海5天，所以在捕鱼季节的大多数夜晚，他的船都会停泊在附近的小海湾里。"海盗漫游者"装有一个锚点报警器，如果船锚开始在海床上移位，比如凌晨3点起风的时候，它就会发出柔和的哔哔声。马特会在哔哔声响起的时候从床上一跃而起，穿上一条短裤，迅速跑到甲板上，拉起铁锚并重新定位，这时"海盗漫游者"就会摇晃抖动。如果这时候马特没有醒来，他就会有失去船只的危险，船也许会撞上岩石，或者会撞上附近停泊的另一艘船。

他早上5点左右就起床了。他拉起锚，打开收音机，打开电动机。小屋靠一只柴油炉取暖，所以马特把水壶推到炉子上最热的地方，烧水煮咖啡。当他靠近一个捕鱼点时，他让船处于自动驾驶状态，然后走到船尾甲板——船的后部，也叫驾驶舱——去设置渔具。

"海盗漫游者"是一艘动力拖拽船，有36英尺长，有一根中心桅杆和两个高舷外支架，不使用的时候，这两个支架在桅杆的两边形成"V"形。当处于工作状态时，舷外支架向下放置在平行于船身的位置，将齿轮从船两边拉出，这样四根长缆绳就可以同时向下拉到底部。每根缆绳的底部都有一个沉重的钢铁沉降器，大约有一个哈密瓜那么大。当起落架升起时，这些下沉物就固定在船尾的支架上。要设置这套装置，得把沉降器从支架上提起来，让它悬在一边，然后启动力绞车，让沉降器慢慢地向下滚动。沿着钢缆每隔10英尺就会放一些垫片，当沉降器下沉时，你可以在垫片上夹一段接钩绳。接钩绳一般是一根很重的渔线，渔线末端绑着鱼饵。因此，当渔线向下滚动时，马特会将大约15个鱼饵夹在一根缆绳上，然后将手臂向后一甩，确保鱼钩自由地悬在水面上，再在绞车上设置刹车，之后移动到另一根缆绳上。四根缆绳都绑好后，他回到船舱喝咖啡，船慢慢地向前移动，拖着鱼饵。当有鱼上钩时，舷外支架上的弹簧就会弹跳并收紧，这样马特就会对渔获情况有一些了解。

马特会自由活动20分钟到1小时，时间长短取决于他看到的弹簧的状态。到了该拉起设备的时候，他又回到驾驶舱，把绞车倒向一边，开始拉一根缆绳。回到驾驶舱时，他可以看到闪光的空饵，或者鱼钩上闪闪发光的鲑鱼。有鱼的时候，他就停下绞车，抓起鱼钩。他用一只戴着手套的手把鱼拉到离船很近的地方，再用鱼叉柄迅速地敲打鱼头，这样会使鱼昏迷或死亡。然后，他用鱼叉穿过鱼头，把它拖到船上，用小刀割开鳃耙，给鱼放血。马特解释说，这是一种让鱼快速死亡的方法，它们不是在空气中窒息而死，而是很快死去。马特比我认识的任何人都更关心鱼——他认为鱼是整洁、美丽的动物，他爱它们，所以在这一点上我相信他。

我喜欢在船上帮忙，但有一件事我做不来，那就是用棍子敲打鱼。我第一次尝试的时候，打了三下才击中正确的位置。"你就是要找到这个位置，"马特说，"那种抖动意味着它们要死了。"但是我那条可怜的鱼的背部被打了两下，它才颤抖起来。我吃力地把它拖到船边，它却在空中晃来晃去。我又试着去处理下一条鱼，但这一次我把鱼叉抓得太松了，鱼叉在我身后朝船中央飞去。

"哇。"马特说，那鱼叉嗖地从他身边飞过。

"我想我是打不到那条鱼啦。"我说。

"好的，没问题。"马特说，"但你知道，从各方面考虑，这确实是一种让它们体面离世的好办法。"

"我不介意打鱼。"我说，"但是，我宁愿鱼被一个熟手一次性打死，而不是被我打晕，被我伤害。"

"好的，"马特说，"我明白了。"

事实上，我在医学院学习的过程中已经受够了这种伤害其他生物的事情。既然我不打算成为一名职业渔民，我就没有必要为了学会把事情做好而去伤害任何一条鱼。因此，在那之后，我坚持负责调整绞车，操纵方向以躲开原木和大捆的海带，而马特在驾驶舱，清理捕来的鱼。

洗鱼时我才像一个真正的医学生，小心、准确、极其缓慢。在鲑鱼船上，清洗工作很重要，因为鱼在港口会被评级为1类或2类，而2类——鱼的肌肉有损伤，或者是头部残留了血渍——价值会更低。马特说，一个洗得快的人可以在1分钟内清理两条鲑鱼，把鱼鳃、内脏和血管都掏出来，扔给船后的海鸥。我大概每4分钟才能洗好一条鲑鱼。我被解剖学弄得心烦意乱，想知道为什么这条鲑鱼有这么大的肝脏，或者纠结于鱼鳞上的标记。我会注意到因伤幸存的鲑鱼，腹部或侧面有很大的伤口，它们的肠子附着在侧壁上，就像人类受伤后的肠子一样。有些鱼失去了整片鱼鳍，我用手摸了摸萎缩的肌肉，这些肌肉一定是用来移动鱼鳍的。我想，这就像人类一样，当一根神经被切断或一条腿被砍掉时，相应的肌肉就会萎缩。就像人类一样，鲑鱼能够带伤存活下来，并从一些非常严重的伤害中痊愈。作为一名医学生，我谦卑地意识到我们人类自己的身体无法像鲑鱼那样拥有强大的自愈能力。

清理干净后，我就把它们放到船舱里装有冰的容器里，或者装在甲板上的大冰袋里。

马特喜欢尽量以不滥杀无辜的方式钓鲑鱼。我们不需要的鱼，马特都会把它们从鱼钩上放走。有时最低处的鱼钩会把亮橙色的岩鱼拉上来，当它们被拖出水面时，压力的突然变化注定会使它们死掉。它们的眼睛会鼓起来，它们的气囊也会鼓起来，它们再也游不回去了。当马特把它们从鱼钩上拽下来，扔出去的时候，他说："老鹰走运了。"果然，一只大鸟会俯冲下来，把可怜的岩鱼叼走，岩鱼一定后悔吃了那个闪亮的诱饵。

　　当鲑鱼在最后一刻甩掉鱼钩时，马特耸耸肩说："鱼赢了。"当一条鲑鱼用力甩出鱼钩，鱼钩飞了回来，嵌入马特的雨衣时，他说："我被钩住了。"停了一会儿，他又说："这可能是今天鱼取得的最具轰动性的胜利了。"

　　马特真的很想每天醒来都能杀死200条鲑鱼，但他也很尊重这些鱼。他对那些只关心哺乳动物或者想要彻底保护野生环境而不许任何人进入的环保主义者很不耐烦——鱼呢？鱼是如此的重要和优雅。没人关心鱼类就是因为它们没有毛茸茸的可爱的外表吗？马特认为人们应该走进野外，不必花钱去参加什么生态旅游团。马特关心的是如何在向人们开放的情况下保护野生环境，他支持渔业管理，这样可以保持鱼的数量够多，但也应该允许像他这样的男人和女人靠钓鱼谋生。太平洋沿岸饲养大西洋鲑鱼的养殖场在马特深爱的生态系统中投放了一种全新的、非本地物种，所以不要跟他提人工养殖鲑鱼的事。

　　我们的朋友玛格丽特讲了一个故事，她曾经同马特在得州的利亚诺河上钓白鲈鱼。他们一整天都在钓鱼，钓了好几条，但马特还是找借口把每一条鱼都放走了。他会拿起这些鱼，对它们发出一阵惊叹，然后说："这条鱼真漂亮，但可能太小了，留着没用。"他会把它放回水中，看着它游走。当天晚些时候，玛格丽特钓到了一条大小合适的鲈鱼，但马特说："这条鱼很不错，但是天已经晚了，我们再钓也不够用了，不然会弄得一团糟。"于是他轻轻地解开钩住大鲈鱼的鱼钩，看着它游走。你可能会认为，一个以杀鱼为生的人却如此爱鱼，真是矛盾。但如果你认识马特，你就会明白的。

　　我还是用医学院学生的眼睛来审视这艘"海盗漫游者"。液压绞车是残酷无情的，如果它缠住马特，就会扯断他的一根手指。垂在船边的缆绳可能带来把人绊倒、使人撞破头的危险。鱼叉、刀和钩子到处都是。那在船腹隆隆作响的大柴油机呢？它和船舱之间仅被几块厚木板和一块涂了塑料的地毯隔开。马特拉开这些厚木板去修理发动机，这台发动机已经相当旧了，他自己就可以用扳手把它修好，而不需要请技术人员带电脑过来。但如果发动机过热的时候进去修理，他就可能被烫伤；如果有什么东西不对劲，发动机也会把烟尘喷进机舱。商业捕鱼的巨大危险是显而易见的，那就是海洋本身。但我看到了所有可能使我哥哥致残甚至在事故中丧生的小事情，尤其是当他独自乘坐"海盗漫游者"出海时。小事情真的会把你带到孤立无援的境地：食物中毒会让你昏倒，船会撞上岩石，小伤口会感染并使人脱水。

马特很注意这些事情。事实上，如果你想在一个危险的地方感到安全，我建议你做一个商业渔民的妹妹。我在船上的第一个晚上，他给我指了灭火器（有5个），给我看了我的救生服，告诉我烟幕弹和降落伞弹的区别，教我如何使用应急无线电。他也教会了我足够多的操作船只的方法，如果必要的话，我可以独自走出困境。就在我要划小船到附近的海藻床去看水獭之前，马特给我讲了一个故事。一个人的小船被风吹走，并从马特的船旁经过，小船被冲进了激流，结果那个人死了。他是被推到海里，最后淹死的。所以马特让我穿上一件肥大的亮红色外套，里面有一件救生服，还有一个紧急信号灯，我划了大约100码（1码≈0.91米）去看水獭。

在船上，我开始意识到这些渔民讲述有关海上的死亡故事是有目的的。我不会把救生服留在船舱里；我划着小船的时候，一定会时刻留意"海盗漫游者"的。那些故事可以救我的命，让我想起了外科医生们在每周"发病率和死亡率讨论会"（M&M）上讲的故事，会上，整个部门都在回顾病人死亡或受伤的病例细节。有时，M&M会导致外科医生改变医疗体系的某些方面，例如，将康复床移到离护士站更近的地方，或者增加急诊室中O型阴性血液的数量。但是，即使是死亡也没有改变医生们不愿谈及错误的传统。谈论错误——了解故事——也可以防止其他外科医生犯同样的错误。我希望更多的医生能公开谈论我们所犯的错误，不要因为羞于启齿而避而不谈。

回想在医学院的时候，我只记得有两次在M&M以外的场合，医生说他们犯了错误。第一次是一位老神经学家讲一个粗心大意的故事。一次，他要为病人抽血时偶然碰到动脉，当血液在房间里喷出来时，他几乎晕了过去。

第二次的故事更可怕，事实上，它就是为了吓唬我们的。有一天，当我们二年级学生不能判断肝功能衰竭的标准时，一位外科医生很生气。她是一名移植外科医生，极其聪明。"我真不敢相信你们这些学生，"她说着，在教室前面走来走去，"可悲啊，如果你学不会你该会的东西，你就会杀人。"然后她讲述了一个病人在手术台上死亡的故事。

一位母亲要把她的肾脏捐给她的小女儿，因为她的女儿在一次严重感染后出现了肾功能衰竭。母亲和女儿被并排安置在相邻的手术室里，这样移植团队就可以立即将健康的肾脏移植到女孩的体内。女孩被麻醉并摘除了肾脏。医生让一位外科实习医生给女孩用一种药物，这样她就不会排斥她母亲的肾脏了。实习医生犯了一个错误，他把这种药物——一种蛋白质——直接推进了女孩的静脉。女孩出现过敏性休克，死在了手术台上。

在隔壁的手术室里，手术小组已经切开了她母亲肾脏上的输尿管。

"那个实习医生应该知道，"外科医生说，"这是你们在临床预科课程中就应该掌握的基本知识。他应该知道的，但是他就是不知道，他杀死了那个小女孩。在他的余生里，他都无法摆脱这个记忆。"教室里变得非常安静。这些就是作为一个医学生所听到的关于错误的故事，这些错误所体现的是你的愚蠢、懒惰或是没有学到手，这些错误终将使你杀死别人。这些故事很可怕，但确实有用。病人的生命就掌握在我们手中。

不过，我还想知道其他所有的错误——那些不会导致死亡，但会导致延误、挫折或者是画蛇添足的错误。小错误，或者看起来很小的错误，比如忘记报告尿样结果。这类错误的故事不应旨在恐吓我们，而是帮助我们从前人的错误中吸取教训。在听了这些渔民的故事后，我开始意识到我可以从带班医生的故事里学到更多东西。

我常常意识到自己把在圣文森特犯下的错误埋在心里，但讲出去也许不仅可以帮助其他像我这样的学生感到不那么内疚，而且可以防止他们再犯我犯过的错误。我想，也许医疗系统也可以从这些渔民身上学到一些东西。

克雷格有一位医生，他的医术很好，码头上的每个人都说，有他在，他们很幸运。"如果你去找他看病，"一个叫约翰的渔夫告诉我，"你就知道你找对人了。"

有一年，他为我哥哥缝合了手上一个又脏又感染了的伤口。马特的手掌被一把剔骨刀从脂肪、肌肉一直割到骨头。他离克雷格不远，所以他把那只手裹在一件T恤里，然后开车进城。

在医生的办公室里，马特目瞪口呆地看着自己的伤口。尽管他对鱼血司空见惯，但看到自己的身体被割破却是另一回事。医生把伤口剖开，以便他和护士能把它清理干净。马特低下头，看到他的骨头在层层脂肪和流血的肌肉中闪出白光。

"哇，"马特说，"好恶心。"

"我觉得确实有点恶心。"护士说着，把粉红色的消毒剂倒进了伤口。"医生，我去拿缝合工具吗？"

"去吧。"医生说。他在伤口边缘的皮肤上注射了几针利多卡因，然后开始缝合。"我见过很多比你这更恶心的。"护士说。

"你肯定见过。"马特说。看着细针在他手上进进出出，他感到有点头昏眼花。

"想听我所见过的最恶心的事情吗？"护士说。"嗯，当然。"马特说。

"那是凯奇坎的一次酒吧斗殴。两个伐木工人，他们开始是互相拳打脚踢，后来他们扭打在一起。一个伐木工人把另一个伐木工人的耳朵给咬掉了。"

"我，我！"马特说，"真是好恶心。"

"哦，那还不是最恶心的。"护士一边说，一边给医生正在缝合的马特伤口的边缘往外擦血。"想听真正恶心的部分吗？"

"当然。"马特说。

"嗯。那个伐木工人咬掉了另一个伐木工人的耳朵，然后他把耳朵吐在了酒吧的地板上。当那只耳朵掉到酒吧的地板上时，他的狗径直跑过来把它吃掉了。这条狗就像是专门被训练来做这件事的！"

"哇！"马特说。

"恶心不？"

"是的，夫人，"马特说，"很恶心。"

当他的手完全缝合时，医生向马特解释说他切到了手指的两条肌腱，它们还没彻底断开，但很难说它们是会自己愈合，还是会在被割伤的地方断裂。"说实话，"医生说，"你应该去安克雷奇做个磁共振成像，因为如果肌腱断裂，你需要找外科医生重新接好。"

"磁共振成像？"马特问道，"那得多少钱？"

"大约5 000美元。"

"加上手术？"

"是的，加上手术。需要手外科医生来做这个手术。可能要到美国本土才可以，我想现在阿拉斯加还没有手外科医生。"

"如果我不做会怎样？"

"嗯，肌腱愈合得很慢，因为那里没有多少血液流动。所以至少在几周内我们都不会知道你是否已经脱离险境。如果你的这些肌腱断裂了，你的食指和拇指就不能用了。"

马特陷入了困境。那是在2009年，他当时没有保险，作为一个渔夫，没有手就干不了活。即使他能以某种方式支付磁共振成像和手术的费用，但是在捕鱼季节中途请假前往安克雷奇，甚至可能去俄勒冈州或华盛顿州做手术，也将会是一场灾难，他会失去一大笔收入，而这些钱是他用来付船款和维持一年生计的。捕鱼的季节一旦错过就无法弥补。

没有办法按医生建议的去做，所以他付了医生的诊费就回去工作了。在接下来的几周里，他尽量少用那只手，因为他知道再出一点小事故就意味着失去工作能力。手疼了很久，手指也不像以前那样灵活了。当他长时间工作时，手指会变得僵硬。但肌腱并没有断裂，所以马特还可以继续捕鱼。

第十六章 »

从家庭医学轮转回到奥斯汀后，我在神经外科团队待了1个月。在神经外科的第一周的一个下午，我挤进了一间挤满了人的房间，那里几乎水泄不通。在医疗中心，一个19岁的瘦弱男孩静静地躺在病床上。他的母亲坐在那里，双手放在他的胸前，听着神经外科医生的诊断。

"我很希望我能给你带来好消息，"他说，"但是今天早上的CT结果验证了我们所担心的情况，癌症又在他脑里复发了。"

他顿了一下，他的话引起房间里一阵唏嘘。男孩的母亲慢慢地摇了摇头，垂下了眼睛。"我们可以做手术，但要到达病灶，我们必须切开脑组织。就像之前一样，你知道有风险的。有可能在术中死亡。之后，我们也无法预测大脑会受到怎样的损伤。可能是手不能再动了，或无法理解语言。我们很难预料。"

一个表情严肃的男人问道："如果我们不做手术呢？"

医生又停了下来。"在这种情况下放弃手术就意味着伊莱亚斯可能会去世"。"多久？"

"我想不会太久。无法确定，也许一天，也许几天。肿瘤在流血，压迫着他的大脑神经，所以他可能很快就会失去知觉。我们让伊莱亚斯做选择吧。"医生的声音降低了。"孩子，你已经经历了这么多。你想做这个手术吗？"

大家都转过身来看着那个男孩。他面无表情，慢慢地，他点了点头。他的母亲俯下身来听到他低声说："是的。"

我们离开房间，开始准备手术。

术后，伊莱亚斯渐渐痊愈了，似乎变成了一个正常人。他高中毕业后住在家里，一边打工赚钱，一边上大学。他和伙伴们一起去钓鱼，逗他小妹妹玩。但是后来他开始咳嗽，咳嗽一直没有停止。直到他咳出了血，吓得去看医生。很快，他又变成了一个不正常的人，最后死于我们所知道的最严重的癌症之一。

睾丸绒毛膜癌多发于20多岁的年轻人。这种癌症从睾丸开始，然后扩散得很快，以至于在它通过血流进入肺部、肝脏和大脑之前很少能被发现。伊莱亚斯咳出了血，是因为癌细胞已经到达了他的肺部。这是最可怕的一点，绒毛膜癌来自生殖细胞——睾丸中的原基细胞，它可以转变成许多其他类型的细胞。在这种癌变情况下，它们变成了"胎盘组织"。这意味着癌细胞会像胎盘一样钻到组织里，然后开始建造血管。当胎盘形成血管时，这意味着里面的胎儿可以从母亲的血液中获得营养。但当绒毛膜癌形成血管时，这就意味着癌细胞会使人体出血。因此，每当伊莱亚斯的身体里出现新的病变时，癌细胞就会钻入他的大脑、他的肺里，并开始大量出血。

对于神经外科团队来说，这意味着每当伊莱亚斯的症状发生变化时，都需要对他进行脑部扫描。如果他的右瞳孔放大，或者他的脖子无力、头向后垂着，或者他的嘴唇耷拉着，这些都可能是种信号，新的损伤正在侵入他的大脑，给他的大脑神经和脑干施加压力。这些病变需要迅速处理，因为大脑出血会很快致死。

在我见到伊莱亚斯的时候，他已经接受了两轮化疗，住进了我们医院的急诊脑外科。第一次脑出血损伤了他的大脑皮层，手术进一步损伤了他的大脑。道理很简单，要想快速找到大脑中的肿瘤，必须切开健康的脑组织，结果往往很糟糕，幸存下来的病人可能会因为脑癌和脑外科手术的共同作用而变成严重残疾。

我们实际上是想把伊莱亚斯转移到另一家医院，在那里他可以接受全脑放射治疗，我们希望能阻止脑部肿瘤转移。但在他第一次脑部手术后还没恢复到可以转院的程度时，他又流血了。

我在神经外科轮转时，会在凌晨4点45分左右骑车去医院。我会呼叫一个医生，跟着他查房，一个房间一个房间地看我们服务的所有病人。我们迅速巡查病房，每打开一扇门，都会看到恐怖的景象。我们通常会从一个年轻女性开始，她看起来非常健康，但什么都不记得。她患有脑部感染，需要进行多次手术，目前仍在医院，部分原因是没有其他地方可以把她送过去。每天早上，我们都会摇醒她，问她的名字。

"我……我不确定。"她会说。她似乎很尴尬。

"是楠，"医生会说，"你叫楠。"

"哦，谢谢！"她会说，"楠。"然后她会继续睡觉。在外面的走廊里，医生告诉我她可能不会好转了。在另一扇门里面，住着一个人，他在独自徒步旅行时，一头扎进了一个浅水坑，到我们急诊室时昏迷不醒，大量出血使他的脑干被推到头骨底部。有一个女人被她的伴侣从一辆行驶的车上推了下来，她在医院已经3周了，头仍然肿得很厉害，眼睛都睁不开，脸也认不出来了。有一位38岁的母亲，她头痛得很厉害，然后突然因为动脉瘤倒在了厨房的地板上。有一位初中老师在人行道上摔裂了头骨，还有一位慢跑者被卡车撞了。我们会穿上黄色的罩衣，戴上手套去看那些脑癌患者，他们骨瘦如柴，被隔离起来，因为他们的免疫系统已经被药物破坏了。我们的病人的头部被大面积剃光，我们在他们的大脑上动过刀，他们的头骨上有粗粗的黑色缝线。有些人在重症监护病房里戴上了呼吸机。有些人可以自己呼吸，但你必须用力摩擦他们的胸骨，或者把你的指甲抠进他们的甲床，才能确保他们能对唯一的刺激作出反应，那就是对疼痛有所反应。

巡查让我直接看到了我们工作的结果。在手术室里，我可以专注于眼前的问题，遵循每一步流程去解决，甚至会有一种成就感。我们找到了出血的根源！我们把肿瘤吸出来了！在查房的时候，我必须拨开病人的眼睑，凝视他们的瞳孔，然后想："这就是我们搞的。"

我们的病人大多都很年轻，尤其是创伤患者。许多人，尤其是那些处于半意识状态的人，是很孤独的。一开始会有家人陪同，但渐渐地房间里会看不到其他人，让这些受伤的人独自留在那里。我会在黎明前的某个时候经过他们的房间，用指关节触摸他们的胸骨，直到他们惊醒过来，然后又让他们继续独处。

最后，除了伊莱亚斯和慢跑者，他们都只剩下一个人了。慢跑者和我母亲的年龄相仿，但她没有孩子。她周六早上出去慢跑时被一辆卡车撞了，她的脸部在眉毛处裂开（这需要整形手术来恢复），她的大脑撞到了头骨的前部。我们为了减轻肿胀的大脑所承受的压力，暂时为她取下了一小块头骨，在肿胀减轻后会将头骨重新缝合在一起。

我记得事故发生后，她的丈夫就在急诊室里，坐在她的床边，抚摸着她的手臂，低声对她说着话。他50多岁，慈祥的面容因恐惧而扭曲。我们紧急把那女士送往手术室，在路上我回头看了看他，他一只手捂着眼睛，透过手指间的缝隙看着我们，就像一个不敢相信发生了什么事的孩子。

这位慢跑者在术后活了下来，但她再也不会像以前那样了。这一次的问题不在于手术而是因为她的脑伤——她发生了严重的脑震荡，很难说她能完全康复。她能把话说得很连贯，但她记不起自己在哪儿。她的丈夫会坐在她的床边给她读故事，或者只是轻轻地抱着她。他睡在她的房间里，每天早上我们一过来巡查，他就起来和我们聊天。

一天下午，我去检查慢跑者的缝线，她的丈夫和我聊了一会儿，我用软毛刷清理着刀口周围干了的血迹。

"你能给她脸上的针脚也清理一下吗？"他问道，"她一直都很漂亮。我想，如果把那些东西清理一下，她会感觉好一些。"

"当然。"我说。那时正是将近傍晚的时分，我们做完了当天的手术。金色的阳光斜射进房间。那里很安静，远离护理站的蜂鸣器。我也没什么要紧事。

当我完成清理时，慢跑者确实看起来更好些。干了的血迹使她的脸看上去像是刚受了伤，但现在她的缝线已经很干净了，只是还有些肿胀。她的丈夫对着她的脸微笑。"看起来好多了！"他说，"来，亲爱的，照一下镜子。看你多漂亮！"他带着她走到水池边的镜子前，对着镜子里的她微笑。粗粗的黑色缝线在她剃光了头发的左侧头部形成了一个长方形，另一条锯齿状的小缝线从她的前额中间向下穿过她的眉毛，直到她的颧骨。他们紧挨在一起站着，手指交叉在一起。

"我漂亮吗？"她问他。"你真漂亮。"他说。

伊莱亚斯的第二次手术进展顺利。我和神经外科医生、护士一起去了手术室。我们都用强力消毒皂搓洗了5分钟，洗了手和胳膊，然后用肘部推开手术室的弹簧门。护士给我们穿上外套，戴上手套，医生要我们听莫扎特的音乐。

我们很快地看了一下伊莱亚斯的脑部扫描图，这是一位护士在手术室的电脑屏幕上放出来的。这个新肿瘤在第一个肿瘤的对面，所以我们必须钻一个新洞，而不是从上次手术的地方钻进去。"我觉得是他的家人一直要求进行手术。"护士说。"是的，"医生说，"要是我，就不会选择再做手术了。"

"他们知道他快死了？"执业护士问道。

"有人告诉过他们，"医生说，"但我认为他们不相信。"

我们看完扫描结果的时候，伊莱亚斯已经被麻醉了。他周围有一小群人，麻醉师站在他的身旁，轻轻地把一根管子塞进他的喉咙，然后离开，这样我们就可以开始手术了。头发已经被剃光了，所以医生开始快速地用手术刀把皮肤切开，然后钻孔。在这个手术中没有我的事情。因为我们必须迅速行动，而我只会拖后腿。我站在执业护士旁边看着。医生用一个小的旋转锯把一个洞和另一个洞连接起来，我们切掉了伊莱亚斯的一块矩形头皮。在这下面是硬膜——包围大脑的厚厚的外层脑膜组织，像蜡纸一样。外科医生快速切开它，露出了大脑。大脑看起来粉红而完美，像糖果一样闪闪发光。肿瘤在内部深处。我们继续向下切，穿过他的对所有语言的记忆能力、夜晚在有灯光的足球场踢球的能力、能记住他母亲的脸庞能力的控制部分。我们找到了流血的肿瘤，用管子把它吸了出来。

我知道这样说很糟糕，因为你可能把神经外科想象成一门完美的科学。你希望它是精确的、有技术的、由看起来亲切的机器引导的。有时是这样的。但在伊莱亚斯的大脑中，吸血管发出的声音和你在牙医那里听到的从你的口腔后部吸唾液时发出的声音是一样的。

伊莱亚斯的手术结束后，我匆匆离开了医院。我吃力地驱车上山，经过大学，来到马诺路，试图摆脱那种在医院的感觉。我想离开伊莱亚斯，让他在家人的簇拥下醒来，他的大脑刚刚变得残缺不全，我不想再去想他们。我呼吸着10月依然炎热的空气，用力拉出挂到汽车踏板上的医生裤，我的脚踝被磨破了。我喘着气，使劲踩油门。我当时28岁，我还活着，我要去约会！

我回到家，换上平常的衣服，然后骑着自行车到了朗布兰奇旅馆。从某种意义上说，这是一次相亲，所有的网络约会都算是相亲，所以当我从阳光灿烂的人行道走进去的时候，我在昏暗的酒吧里眨了一下眼睛，不知道自己在找谁。一个男人站了起来，我微笑着向他走去。

我不记得那天晚上我们谈了什么，但我记得他很有趣，感谢上帝。我用最模糊的语言描述了我在神经外科的轮转，他的母亲是一名护士，所以他知道我们有时候不想讲出一些东西。在他面前，我做到了。我不再是神经外科的医学生，而是一个活生生的女人！我们走到外面，吃着他带来的玉米饼。当我们骑上自行车回家时，我们意识到我们住的地方离彼此只有几个街区远。

那天晚上，我又觉得自己像个人了，我的人生不只是在医院里度过，我还有一个不太熟悉的恋人。

然而，做普通人的这种感觉并没有持续多久。早上，我发现伊莱亚斯不能再说话了，他的身体也不怎么动了。他能听懂语言，他能举起一根手指进行交流。他的家人还在他身边，读书、聊天、祈祷。他们希望我们继续努力。他们相信来自上帝的奇迹，不愿听到任何关于让他平静死亡的说法。如果我们能让伊莱亚斯出院，对伊莱亚斯进行全脑放射治疗对他们来说就像是希望一样，那是通向某种奇迹的道路。我静静地站在外科医生旁边，知道我们对这个19岁的男孩做了什么，我们知道，他肯定会死于癌症。

如果说神经外科的团队是刻耳柏洛斯——希腊神话里的三头犬，那么在阻止你进入地狱之门时，我就是最弱的那个头。我做不了什么。我只是静静地坐着，依附着某个复杂的恶魔，只能看着我的病人离世——太绝望了，他们无法拒绝我们使用的手术刀，他们太渴望以任何状态留在这个世界里了。

从那个朦胧的世界回到年轻、健康和有活力的世界是很奇怪的。那周的一天，我很早就离开了医院，开车去了山上一个美丽的凉水泉，和我开始约会的那个男人在一起。我们穿着泳衣躺在阳光下的石灰岩上，我们游泳时，清凉的泉水流过我们的胳膊和腿。我们能轻松地站起来，沿着柏树和针橡树之间的小路散步，我们在散布着鲜花的岩石上接吻。萤火虫在水面上闪烁，像我的病人一样，我极其渴望活在这个世界上。当我们接吻时，他的心跳得很快，当我触摸他时，我觉得我是在把自己抛向生活——任何一种生活。

接下来的一周，有一天凌晨3点，我的电话响了，我正在睡觉，是艾吉姆医生打来的。"哦，瑞秋，我想你应该过来，因为我们要做一个紧急开颅手术。"我从床上爬起来，在黑暗的卧室里穿上工作服，驱车前往医院。停车场很空旷，我很容易在一楼找了个位置，快速走进了灯火通明的医院，直奔手术室。

当我在做清洗的时候，艾吉姆医生已经打开了病人的头骨，并准备将仪器向下穿进大脑。病人身上覆盖着一层浅蓝色的手术单，所以我们只能看到他的头顶，但我记得我在头骨上看到的新伤口的图案，在伊莱亚斯头上看到的图案。

我们又吸出了一个滴血的肿瘤，当我们要结束的时候，我转向艾吉姆医生。

"他同意了？"我问。

"嗯，这次他昏迷了，"医生说，"他父母同意了。"

术后我就一直待在医院里。已经快到巡查的时间了，再多睡一会儿也没有意义。我去医院的自助餐厅买了杯咖啡，然后带着它去了后面停车场旁边的没什么生气的冥想花园。我能听到垃圾车在花园篱笆外卸车的声音。我想给谁打个电话，但是太早了，没人能睡醒。所以我一个人坐着，等着这个难熬的夜晚快点变成白天。

伊莱亚斯在手术中活了下来，现在在康复室。他会从那里转去重症监护病房，下午我们会去给他做检查。我已经开始害怕了。伊莱亚斯最终还是活着离开了我们的医院。

六个月后，我又在那儿见到了他。当时我在内科轮转，他来的时候肺里全是血。我不敢相信他还活着。他还能举起一根手指，他就是这样跟人交流的，然而大多情况下都是他的父母在替他做决定。伊莱亚斯究竟懂得多少，一直就搞不清楚。

我在大厅里碰到了神经外科的执业护士。"你看见伊莱亚斯了吗？"她问道。

"是的，"我说，"我简直不敢相信。"

"我很难过，"她说，"我对他感到很难过，但他一定会死的。"

"我知道。"我说。

"他的父母应该让他去死。他一定是为了他们才这么做的。他想保护他们，他不想让他们失望，所以他会一直坚持。""太糟糕了。"我说。"每个人都感觉很糟糕。"她说。

如果伊莱亚斯年轻几岁，情况就会不同。《平价医疗法案》（Affordable

Care Act）的一项规定要求儿童能够得到临终关怀和姑息治疗，即使他们和他们的家人希望继续进行可能有疗效的治疗。当临终关怀团队介入时，他们带来的医生和护士不仅是治疗疼痛和其他威胁生命疾病的专家，还是谈论死亡和濒死的专家。临终关怀团队本可以以最富有同情心的方式让伊莱亚斯和他的家人面对这种情况。坦白地说，所有的医生都应该能够做到这一点，但在伊莱亚斯的病例中，这种沟通却不知怎么就中断了。

伊莱亚斯已经超过18岁，所以他不可能在接受治疗的同时得到临终关怀。直到他和他的家人准备好停止尝试治疗，临终关怀才能得以实施。我们医疗队的人非常清楚（尽管没有人确切地知道）治愈的可能还没有到来。但他的家人想让我们成为英雄，而我们花了太长时间扮演这个角色。

在那个时候，我们更容易把责任推到他的父母身上，因为是他们紧紧抓住了他的生命不愿放手。我们一直在做手术，尽管我们知道每一次手术都会让他更加痛苦。他的父母选择继续，所以我们拿起刀继续做手术。在某种程度上说，我们本可以拒绝，但事实是，伊莱亚斯多活了几个月。也许当他妈妈摸他的脸颊时，他就会放松下来，也许他的疼痛得到了很好的控制，也许他看到了萤火虫。我不知道这么年轻就要死去是什么感觉，但我知道生活可以很美好。那一年，我明白了为什么伊莱亚斯和他的家人要坚持走这条路。

第十七章 »

我不喜欢用战斗的比喻来形容抵抗癌症，但在我祖母奥丽芙的例子中，不可能有其他的说法。她是一名士兵的妻子，她以自己的方式同癌症进行战斗。她读过大学，40多岁时拿到了教师资格证，可是几年之后，她被诊断出患有乳腺癌。她的教书工作对她来说是宝贵的，完全属于她自己的。从我有记忆那时起，她就在断断续续接受化疗，没有间断教书工作。她在公立学校给有特殊需要的孩子上阅读课。当科珀斯克里斯蒂独立学区想要授予她最年长教师奖时，她拒绝接受。"我不想让别人知道我多大年纪了，"她用手捻着自己灰白的卷发说道，"这不关别人的事。"当休斯敦的安德森医生拒绝为她的骨转移进行定向放射治疗时，她开始飞往华盛顿接受治疗。一天早上她醒来，发现化疗后所有的脚趾甲都脱落了，但她还是穿上袜子和鞋子去了学校。

对孩子们来说，祖母可能很可怕。她说我和我哥哥读的书太多了，损伤了我们的视力，所以我们就逃到她家楼上平台的棕色灯芯绒椅子上（藏在那里很安全），在读书中度过我们的基督圣体节家庭假日。祖母不太会爬楼梯。她会坐在自己的躺椅上，支配全家，有时候对奥林匹克冰上舞蹈或她那五个孩子的丈夫或妻子的不成器发表尖刻的评论。她自己的丈夫——我的祖父查尔斯——年老时也开始进了厨房，在假日里会做出漂亮的馅饼，温柔地溺爱着我和我哥哥。他有很多自己在国家公园服务中心当护林员时的精彩故事，他的足迹遍及黄石国家公园、斯莫基山脉国家公园和大峡谷国家公园，把祖母和孩子们都安置在公园管理处的房子里（这让祖母很不屑）。在此之前的几年里，当他在埃塞俄比亚、西班牙和德国当兵时，他们从未住在军事基地里。祖母想住在城市里，她想远离在得州冈萨雷斯农场长大的那些人。她穿得很漂亮，屯了很多礼服、鞋子和昂贵的钱包，这些东西都是她在打折时买的。至于我的祖父，他从来没有给我讲过他在国家公园服务中心之前的故事。第二次世界大战刚开始时，他应征入伍，成为一名海军陆战队队员，那时农村孩子当步兵非常抢手，因为他们都已经知道该如何射击。他在太平洋作战，参与了对许多岛屿进行突袭的任务。

战争结束后，祖父从海军陆战队退伍，打过零工，学过牙医，后来又当了军人。他被送到军官学校，最后以少校军衔退役了。然后他读到大学毕业，找到了国家公园服务中心的工作。他给我讲的故事都是这样的，就像他们住在大峡谷国家公园的时候，有一天醒来，发现我7岁的叔叔不见了。那天，小男孩穿着拖鞋和浴衣，一路徒步走到峡谷底部。"我打赌你也能做到。"祖父对我说。

祖母既能吓着孩子，也能吓着店主。有一年夏天，在我哥哥5岁时，祖母看着我妈妈在叠我哥哥的一条内裤，内裤上有个洞。

"你从哪儿买来的？"她厉声说。

"西尔斯。"母亲说。

"西尔斯？"祖母问道，眼里闪过一丝亮光。"上车，丽塔。我们要把它送回去。"

"但我是一年前买的，没有收据，"母亲说，"只是穿破了。"

祖母嗅到了战斗的气息，她不为所动。"那些内裤有问题，"她坚定地说，"我们要把它送回去。"

"好的，妈妈。"我母亲说。

于是祖母开车送我妈妈去了科珀斯克里斯蒂的西尔斯百货，在那里她把那条破内裤拿给服务台的那个可怜的女孩。"这内裤有问题，"她温和地解释道，"有一个洞。"祖母竟然成功换了那条内裤，换了我哥哥现在需要的大一号的！

在我的祖父被诊断为阿尔茨海默病之后，我的母亲就会把我和祖父送到凉风习习的地方，祖父会一边抽着烟袋一边讲故事。我们一起度过漫长的下午，静静地侍弄他在沙土里种下的玫瑰。我喜欢这样的下午，直到很久以后，我才意识到我们俩可能都在躲避着祖母。

一流的癌症治疗手段让祖母活了很长时间，但这并不能让她永远活下去。当癌症最终把她击倒时，她不想用镇静剂。她希望尽可能地保持清醒，以便在她生命的最后时刻完全掌控这个家。当她不能自己进食或呼吸时，她希望尽可能长时间地靠机器维持生命。但我们拒绝了。我不知道这是对是错，但那么多年过去了，我们家再也无法忍受我们这位女家长痛苦地遭受着癌症的折磨了。我们把她留在家里，她时而温柔时而凶狠。她会默默地感谢我坐在她的床边，大声朗读《读者文摘》或《国家问询报》上的文章给她听，然后她又开始数落我的父亲和他的兄弟们，以及我死去的祖父，她指责这些人囚禁了她，偷走了她的自由，把她拴在家里。

"我可以有各种活法，"她说，"我那么漂亮。我为什么要嫁给那个愚蠢的当兵的？有几十个人追求我。"然后她会仰面躺在枕头上，等着我再给她一口水喝。

"她忘记了，"妈妈后来安慰我，"她忘了她有多爱他；她忘了，如果她没有嫁给他，她就不会拥有你。"但祖母却从未忘记，她一直都很清醒，一直战斗到死。看到一个如此清醒、如此愤怒、拒绝接受自己即将死去的人死去，是一件可怕的事情。"不，"她似乎在说，"不是这样的，这根本不是我想要的。"不是那五个孩子，不是国外的生活，不是华丽的国家公园，不是她留在家里的在她死后一年也不会有人能清理干净的就像她的纪念碑一样的那100双鞋，也不是她身边那个安静的正在给她读书的孙女。"不，当然不要死。我拒绝接受！"当她不能再与死亡作斗争时，她就与我们作斗争，我们是一切活着的事物的象征，对于人的一生来说，特别是对于一个女人来说，一切都是空虚的。她变成了一个无情无义的母亲，被困在床上，忍受着无法逃脱的痛苦。

一天晚上，父亲照顾她后回到家里，他悲伤而又疲惫地说："如果我少活几年，能让她多活一会儿，我知道她一定会这么做的。"父亲是长子。

"噢，恰克，不，不会的。"母亲说着朝他走去。但我想她知道，的确如此。

如今在我自己的家里，有些东西是祖母的。有一张来自埃塞俄比亚的棕色皮革脚凳、两件花哨的连衣裙、一双夏天穿的昂贵凉鞋，还有她楼上平台上那把旧灯芯绒椅子。坐在这把椅子上阅读依然很棒，这些天当我舒服地躺在上面时，我感觉就像小时候一样安全——不再是远离祖母的那种安全，而是靠近她时的那种安全。或者说离得足够近，能保护她生命的那种安全。

我哥哥打算用祖母的名字给他的船命名。船都有名字，所以他知道要是买一艘二手船后，他就要改船名。但是改变船的名字会带来坏运气，同大多数渔民一样，马特也不愿意招来霉运。为了把船的名字改成"奥丽芙美人"，他必须先找一个处女在甲板上小便。显然，这就是摆脱厄运的方法。

我们开玩笑说，在阿拉斯加东南部很难找到一个处女，我们可能不得不把我们的一个小表妹送上去。马特摇摇头说："噢，我有几个有孩子的朋友。我肯定他们其中一个有女儿。"父亲建议在克雷格列表网站上登广告：寻找可以在船上小便的处女。但是马特认为那样会让他被捕，或者至少会被调查。

当马特最终找到他要买的船时，它已经有了一个很牛的名字——海盗漫游者。所以当他保留了那个名字时，我这才如释重负，我想象着风暴、愤怒、一个垂死的女人的暴怒。祖母是一个伟大的保护神，但你永远不知道她什么时候会变脸。

第十八章 »

在医学院三年级的春季，我做了3个月的内科轮转。最后1个月，我被派到奥斯汀一个富裕社区的私人诊所工作。我在星期一的一大早就到了我要工作的地方，我向接待员作了自我介绍，她又叫来了医疗助理莎拉。莎拉领着我穿过诊所的大门，来到后面，在我们等待休斯敦医生的时候带我四处看看。诊所里有两名医生，所以有两间检查室，外加一间手术室，莎拉解释说："他们做各种激光脱毛手术。"

"他们做激光脱毛手术？"我问。

"是啊！"莎拉说，"休斯敦医生会做。如果你想在这里做，可以享受员工折扣价啊。我做过全身脱毛，真的很棒。"

"全身脱毛？"我问。

"是啊！"莎拉说，"但你可以指定在哪里脱毛。只是侧面，或者一小块。你知道的。"

"哦，太酷了。"我说，我不习惯在早上8点之前在专业场合讨论我的阴毛。"嗯，我觉得让同事给我做这个有点怪怪的。"

"哦，他非常专业。他经常做。"莎拉说，"你看看这本小册子。"

我拿了小册子，我们继续往前走，经过一套为糖尿病足疼痛患者设计的电疗椅，经过另一间检查室，走向浴室。在通往浴室的走廊上，有一个展示柜展示着在诊所出售的高蛋白养生食品——这些特殊的食品可以送货到家。

"休斯敦医生实际上自己也减过肥。"莎拉小声对我说，"他瘦了50磅。他看起来很好。"

"哦，太好了。"我说。

我们沿着走廊往回走。"那么电椅是怎么回事？"我问。

"哦，那东西太棒了。"莎拉说，"你知道糖尿病患者的脚有多么疼吗？我们是这个地区唯一能做电极治疗的诊所。我们的病人喜欢它。休斯敦医生试图把这里变成他们的'水疗中心'，因为他们必须每周来3次，进行为期6周的治疗。有些人来做的时候还用黄瓜片蒙住眼睛。"

"酷。"我说，"进保险了吗？"不知道谁能付得起18次治疗的费用。

"哦，不。"莎拉说，"还没有得到FDA（美国食品药品监督管理局）批准。但休斯敦医生说肯定会批下来的。"

当我们回到检查室时，果然，一位老太太正靠在一张椅子上休息，她的拐杖斜靠在一边，黄瓜片遮住了她的双眼。

"那是范蒂姆太太，"莎拉低声说，"她很有趣。"

私人诊所的培训确实不同于公立医院，但原因并非我所想的那样。这些病人大多有我们所说的"面包和黄油"（最基本）的医疗问题：高血压、甲状腺功能减退、流感等。我们也看到了一些病情复杂的病人，还有一些癌症幸存者，但相比在每一个病人都需要进行严密护理的地方实习，这真的是一种解脱了。他们不仅能获得充分的医疗服务，还有其他一切可以带来健康的社会优势，诸如金钱、新鲜食物、有锻炼空间的干净安全的社区及工作保障。我们可以为他们提供最好的医疗护理，并相信他们能够完成其他的事情。我喜欢这份工作。很明显我能够用我所受到的训练去帮助别人，对此我感到极大的满足。

休斯敦医生也很棒——聪明、热情、不胡说八道，是我自己也想要成为的医生类型。他让我一个人去看病人，询问病史和进行身体检查。然后我向他汇报，我们再去和病人商量。

在诊所的第二天早上，我看到一位患甲状腺功能减退症的50多岁的妇女。我走进门时，她愉快地抬头看了看，但随即脸色阴沉下来。

"嗨，我是瑞秋。"她没有伸出手来。"你是谁？"她问道。

"我是和休斯敦医生一起工作的三年级医学生。我先帮你诊疗，然后他会过来的。"

"必须得你做吗？"她皱着眉头问。

"哦。"我说，"没有。如果你不愿意一个实习学生帮你看病，你当然可以不用。"

"我不愿意。"她说。

"很好，"我说，"我会告诉休斯敦医生你在等他。""好的。"她说。我退了出去，随手关上了门。我感到一种奇怪的羞愧，因为我曾短暂地闯入过这个女人的生活，并被她排斥。在我看病的3年中，没有人拒绝过我。

在休斯敦医生的诊所里，这种事情几乎每天都会发生，而且每次都会让我感到难过。当然，我知道病人没有义务去接受学生，我也不想去给那些不想让我去看的病人看病。但是这些病人，他们得到比圣文森特的病人更多的保护，也更健康，不太可能被我伤害。为什么他们会拒绝呢？

还有一类病人，接受肉毒杆菌治疗的病人，休斯敦医生不让我去接触。肉毒杆菌是一种商业化肉毒素，用于麻痹肌肉。在斜颈患者中，肉毒杆菌可以用来放松颈部。它有时也用于食管以放松长期紧绷的肌肉。众所周知，它也被用来减少人们脸上的皱纹。休斯敦医生的病人就是用它来除皱的。

当一个注射肉毒杆菌的病人进来时，休斯敦医生会从一个表情严肃的医生变成一个喋喋不休的人，兴致勃勃地讨论麻痹各种面部肌肉的利弊。一位病人坚持说，他希望自己的前额完全麻痹，那样眉毛就能完全不动。另一个人则慨叹她没能参加这个月的肉毒杆菌派对，聚会会在诊所里进行几小时，休斯敦医生会为大家斟酒，好几个病人聚在一起，使用化学方法让他们的面部肌肉麻痹。

这些病人过来的时候，我就站在后面看着休斯敦医生把小针插入他们的皮肤。奇怪的是，我可以参加那么多的介入性手术，为什么不能注射肉毒杆菌呢？这是一种纯粹的奢侈交易——病人花钱请一位专业的医生来掌控他们的美貌，但在这场交易中没有学生的位置。

我在休斯敦医生的办公室里看到的过度奢侈的医疗似乎大多是良性的，但它们让我陷入思考。正如我从母亲的经历中所了解到的那样，过度医疗并不总是好事。

2000年，我母亲46岁的那一年，她在她担任生物老师的高中献了血。几周后，她收到一封邮件，上面写着："本信件并非告知您感染了艾滋病病毒。"

"他们为什么要这么写？"我的母亲想，这真让她不寒而栗。

信中说，她的血液检测结果呈"非甲、非乙型肝炎"阳性，她应该去看医生。没有任何细节，但一段记忆浮现在母亲的眼前，就在20世纪90年代，类似的事情也发生过。医生在她的血液中发现了什么东西——她不记得是什么了，但是第二次检查结果是阴性的。医生告诉她不要担心，所以她没有当回事。

但是这次我妈妈发现医生很担心。自20世纪90年代以来，人们对丙型肝炎（以前称为非甲、非乙型肝炎）的认识有了进展。现在，它被认为是一种通过血液传播（输血、静脉注射药物和引起出血的性行为）的病毒性疾病。病毒攻击肝脏，逐渐造成损伤。当肝脏伤痕累累，无法再清理血液时，病人就会出现肝功能衰竭，如不进行移植就会死亡。

在2000年的时候，我们还不完全清楚母亲患肝功能衰竭的概率有多大。她的检查结果显示，她的肝脏还没有出现损伤瘢痕，尽管她的血液中确实有高水平的病毒存在。自1989年开始才把丙型肝炎确认为一种单独的临床病症，因此，对长期感染丙型肝炎病毒者的结论性研究尚未出现。一些携带病毒的人发展成肝瘢痕，还有一些人没有——他们活过完整的生命周期，死于其他疾病，从未受到丙型肝炎的影响。造成这些不同结果的原因尚不完全清楚。

医生告诉我母亲，她的血液里有这种东西，它有可能让她患上可怕的疾病，可能会要了她的命。但医生不确定这是否会发生，或何时发生。

母亲坐在医生诊室的椅子上，紧握着父亲的手，感到自己的身体在发生变化：在1978年秋天，跳上我父亲的摩托车，骑行穿过奥沙克山，生了两个孩子，牵着我们的手走过上百片的森林，读了大学，成为一名教师，建房子时在屋顶钉钉子——身体突然间就不可靠了！身体一下子变成一个随时可以攻击她的怪物。

医生严肃而冷静。

"我怎么得病的？"母亲问。

"这很难说。"医生回答，"病毒通过血液传播，所以接触受感染的血液就是感染途径。你曾经当过护士或医务人员吗？"

"没有，但我在蒙哥马利县卫生局工作过。"母亲说。

"被针头刺伤过或者接触过血液吗？"

"没有。"

"你用过静脉注射毒品吗？"医生问。

"没有。"

"那输血呢？"

母亲开始回答说没有，但她又想起来了，曾经有过一次。1983年夏天，母亲生下我后，医生给她输了血。她当时感觉很好，没有晕倒或出现其他什么症状。但是医生说她的血细胞计数很低，所以她接受了输血。

"是的，"母亲说，"有一次。"

"那是什么时候？"

"1983"是一个神奇的数字，因为从1978年到1989年期间，科学家发现一些人的肝脏因血液接触而感染，这种感染不同于甲型肝炎或乙型肝炎，因而有了"非甲、非乙型肝炎"这个术语，但当时还没有针对丙型肝炎的检测手段。所以我的出生和母亲的输血，就进入了高风险感染丙型肝炎的窗口。

"那我们该怎么办？"我的父亲问，正是这个问题把我的父母从健康世界带到了一个充满曲折治疗的阴暗地狱，他们将在那里待上很多年，母亲至今仍未痊愈。

市面上有一种新的治疗方法，一种实验性的治疗方法，母亲的医生很想让她入组一项研究，这样她就能得到这种实验性的药物。听起来很有吸引力，她将进入医疗保健的前沿，服用一种很有前景的新药，这种新药当时还不是所有人都能买到的。在父亲的鼓励下，她很快就同意入组这项研究。

第一年的治疗是普通而残酷的。新药由聚乙二醇干扰素和利巴韦林组成，这两种药物与癌症化疗有很多相同的效果——脱发、一直疲惫不堪和就此消瘦下去。但那一年，她还可以继续工作。她会开车绕着海湾去上课，然后开车回家，精疲力竭地倒在沙发上便睡。为了保持体重，她开始吃甜食，这是我从来没见过的。尽管如此，她还是轻了40磅。她的学生们只知道她在"接受化疗"，于是给她做了帽子。一直喜欢戴帽子的母亲能够充分放任自我了。她戴过草帽、毡帽还有她的环境科学学生用小鲨鱼和水族植物图案装饰的帽子。

在家里，妈妈打了个盹，醒来会表示歉意。"对不起。"她刚呕吐完就说道。我的父亲在她旁边以一种说不出的柔情抱着她，当母亲感到太恶心无法行动时，父亲就把母亲安静地抱到沙发上。随着母亲变得越来越瘦，父亲担心母亲会死，但他却不能说出来。

那一年的大部分时间，我和哥哥都不在家，哥哥在上大学，而我在西班牙加那利群岛参加扶轮社为高中生提供的奖学金项目。有一天，我打电话回家，建议今年夏天我们全家去露营，母亲含糊地回答说，她身体不太舒服，不确定能否去。

"你这是什么意思？"我问，"一整年都不舒服？"我坐在通向杂货店的台阶上，用西班牙手机给她打电话。我下面就是茫茫大海，波光粼粼，一直延伸到摩洛哥。

"我只是有点虚弱，"她说，"我正在吃一些药。但我很好。"

"什么药物？"我问道，我开始哭了起来。

"别哭，亲爱的，别哭。我很好。我真的很好。"她说。

"什么药物？"

"我血液里有一种病毒，不是艾滋病病毒，不是癌症，是一种肝炎。我一整年都在服用这些新药，它们应该能让我的病毒消失。"

"妈妈。"

"别担心，亲爱的。"她说，"我很好。我只是不想让你回家后太惊讶，我比平时瘦了一点，也感觉更累了。"

总的来说，我并不怎么担心。当我回到家的时候，去做了病毒测试。我是最后一个接受检测的家庭成员，也是他们最担心的一个。在我自己的免疫系统发育完善之前，我在吃奶的时候会被感染吗？（丙型肝炎不会在母乳中传播，但是携带该病毒的母亲在进行母乳喂养时必须避免乳头干燥或裂开，否则可能会出血而导致感染。）但是我没有被感染，当我拿着检查结果回到家的时候，母亲在我身边哭了起来。我被她的哭声吓了一跳，说："妈妈，没事，我很好。"在她接受治疗的最后几个月，我去上了大学。

整个试药过程中最常见、最残酷的就是药物不起作用。在她服药期间，病毒在她的血液中逐渐消退，但在长达一年的疗程结束后，病毒又恢复了原来的强度。所以，所有这一切——疲惫、恶心、哭泣、恐惧——都是徒劳的。

父亲的恐惧挥之不去，开始更紧地抱着母亲。他尽量不让她在晚上或雨天开车，由于无法控制威胁他妻子生命的病毒，他开始尽力控制他能控制的东西。

十年后，我在医学院学到了肝炎。到2010年的时候，我们对丙型肝炎的不同亚型有了相当多的了解，对发展为肝瘢痕的相对风险也有了相当多的了解。我们知道了这种疾病的自然史和导致肝瘢痕的分子机制。我们知道了这种疾病的流行病学特点。大约每200个美国人中就有1个患有丙型肝炎。在监狱里，丙型肝炎的发病率最高，因为静脉注射毒品、强奸和无保护措施的两厢情愿的性行为在那里很常见。（丙型肝炎有时被认为是一种性传播疾病，尽管性传播率极低，但引起出血的性行为可以传播它。）丙型肝炎已经成为一种被污名化的疾病，一种由贫穷、堕落和不道德引起的疾病。

耻辱感以一种有趣的方式起着作用。我母亲说，每一位医护人员都觉得自己有权利问她是如何得病的。她看起来不像他们期待的病人——一个因吸毒而退学的静脉注射毒品者或一个刑满释放人员。她本可以辩解说自己是无辜的，但他们这样的认知范式令她感到受到了冒犯，所以她通常会说："对不起，这不关你的事。"

我母亲有些朋友进过监狱，有些家人吸毒成瘾，她自己也生活在贫困线以下。她认为没有人活该就得像她那样受苦。然而，我母亲的病可能与那些不清不白的人有关。在医学院二年级的一次课堂上，教授描述了丙型肝炎的历史。"在20世纪80年代，我们向亨茨维尔监狱的囚犯们征集血源，囚犯成了我们急需血液的简单来源。但在那时，丙型肝炎在监狱里已经很猖獗了，而我们并不知道。所以在20世纪80年代，休斯敦地区有不计其数的人因为使用了从监狱中抽取的血液而感染丙型肝炎。"

我坐在教室里，惊呆了。我想："我母亲就是其中一个。"她在康罗分娩，那里离休斯敦只有半小时的路程，离亨茨维尔的监狱也只有半小时的路程。没有办法确定感染她的血液的具体来源，但是很可能来自监狱。向囚犯征集血液现在已经不再合法。这种做法不仅不安全，而且是强制性的。然而，我不禁想到，监狱的残忍影响了我的家庭，同样也影响了许多其他家庭。如果我们没有监禁这么多人，如果在押犯人能得到避孕套，如果监狱有效地防止强奸……也许母亲就不会遭受这么多的痛苦了。

母亲的第二轮肝炎治疗并不轻松，依然很残酷。那次治疗始于2011年，是我读医学院的第三年，那次采用了另一种实验性治疗方案。她的肝脏还很健康，但是病毒有一天会杀死她的可能性把我父亲吓坏了，所以我母亲同意了治疗。当她打电话告诉我这件事的时候，我正在内科轮转。就在那周，我看到一个病人死于丙型肝炎引起的肝功能衰竭。他躺在医院的病床上，腹部浮肿，皮肤发黄，胳膊和腿都很瘦。当时他正在服用药物，以防止血液中毒可能导致的突然发作的精神疾病，但没有药物可以控制充满他房间的酸臭味。护士们到他那总是来去匆匆，因为酸臭味几乎无法忍受。

"你永远不会忘记那种味道，"我的实习医生告诉我，"那就是肝功能衰竭。"

所以当妈妈说她要接受治疗时，我同意了。

这次是两种药，要吃9个月。有一种药要用15克脂肪消化。因此，尽管她感到恶心，但为了服药，她每天还是得想办法摄入45克脂肪。她吃加了奶油芝士的百吉饼、冰淇淋、芝士蛋糕。但是她几乎不能吞咽食物，所以我们试图找到一种方法，让她可以尽量少吃几口也能满足脂肪摄入量。最后，我们找到了一种全脂酸奶，一份就含有足够的脂肪，哥哥就开车去奥斯汀为她买过那种酸奶。

这些药物使她消瘦、恶心、虚弱。她的头发稀疏了，身体也变样了。她的免疫系统被破坏得相当严重，不戴口罩就无法进入公共场所。她患上了严重的贫血症，当她的血细胞数低到无法使她正常呼吸时，医生就会给她输血。她开始拄着拐杖走路了，还带了一把轻便的野营椅，以便在突然有需要的时候可以坐下来。我回家度假时，父亲会在门口迎接我，给我做一份红辣椒牛排，而母亲则躺在沙发上，对着我微笑。母亲因化疗而致残，我在医学院读书，我的父亲和哥哥——一个木匠、一个渔民——成了我们家的主要守护者。

家里的情况变得很糟糕。我的父母原来总是在我们面前亲昵、亲吻，但现在他们再也不接触了。爸爸又开始抽烟了，晚上总是一个人坐在客厅里。他们搬到了蒙哥马利，以便与休斯敦的专家们更近些。他们在那里的生活与世隔绝，他们的生活都是围绕着对我母亲的照料。

后来，在我参加妇产科见习考试的那天早上，哥哥打电话给我。

"嗨，妹妹。"他说。

"马特。"我说。

"嗨。"

"嗨。"

"嗯。"他说，"我和妈妈在医院。她想跟你谈谈。"

我坐下来，他把电话递给她。

"嗨，瑞秋。"她说，"听着，我没事。"

"你住院了？"

"嗯，我昨晚在浴室晕倒了，是你哥哥把我送来的。他们认为我的心脏停止了跳动。"

"你的心脏？"

"我没事。"她又说了一遍。

"你的心脏停止了跳动？"

"嗯，我没事。他们要给我装起搏器。"

"你在休斯敦？"

"我在伍德兰。我很好。"

"好吧，我这就过去。"我说。她试图阻止我过去看她。但她的手术安排在那天下午，父亲去了州外，我不能让她和哥哥两个人承受这一切。我知道她会没事的，但我不能让马特在手术期间独自坐在候诊室里。所以我打电话取消了考试（没问题的），在去休斯敦的路上我买了些烧烤。凭着医学院高年级学生对医院的熟悉，我找到了母亲的病房，爬上母亲的病床，给了她一个大大的拥抱，这是她晕倒后第一次有人拥抱她。哥哥坐在她旁边，脸色苍白，忧心忡忡。过了一会儿，我们一起走到停车场，他终于吃了点东西，最后哭了起来。

"她尖叫了一声，"他说，"跌倒了。我听到了这个声音，看到她倒下了，我以为她快死了。"哥哥把妈妈弄到了他的小卡车上，一路打着双闪去了医院。

妈妈的心脏至少停止了两次——一次是在家里晕倒时，一次是在医院。这不是药物常见的副作用。原因很复杂，可能与她的贫血有关，也可能与她以前从未暴露过的心律异常有关。

我知道她很容易就会死掉。她晕倒的时候，头可能撞到浴室的地板，造成脑出血。她的心脏可能再也跳不起来了。她当时住在蒙哥马利，在我父亲建的房子里，一条土路通向另一条土路，到最近的医院也要20分钟的车程。

起搏器手术在她的胸部留下了一个小伤疤。这台机器如今就在她体内，如果她的心脏停止跳动，它就会发出电脉冲。

当母亲在治疗结束后去做第一轮血液检测时，她被告知治疗失败了，病毒又回来了。她把这个消息保密了几周，然后告诉了我和哥哥，我很生气。

"你不恨医学吗？"我问她，"你应该恨。那个医生让你服用了所有这些实验性药物，让你的心脏停止了跳动，什么效果都没有，没有治愈。白白浪费了两年时间，什么都没得到。"

但她并不恨医学，或许也不愿告诉我她恨医学。

母亲生我的时候没有保险。她和我的父亲及哥哥住在蒙哥马利森林里的那辆房车里，父亲在做建筑工作，每小时挣9美元。他们自掏腰包为她支付分娩费用，以及输了给她造成感染的血的费用。产科医生现在已经不再对生产后血细胞计数低的妇女进行常规输血，除非她们出现心跳加速或头晕等症状。这种做法被认为是不必要的，而且风险太大，因而女性就得到了自我恢复的机会，并逐渐产生自己的新血液。造成母亲感染的那次输血可能是不必要的——过度的医疗，尽管她当时没有保险。

但是，当她有了完全的保险时，真正的过度治疗才开始。如果没有保险，第一次试验治疗每月将花费2万美元，第二种可能更多。那时候，我们甚至没有跟圣文森特的病人讲过丙型肝炎的治疗，他们是没有办法负担得起的。想起来令人伤心，但我在某种程度上也松了一口气，因为他们会因此而幸免于难。

所以当我在休斯敦医生的办公室看到那些有保险的病人得到一些"额外的"药物时，我并不觉得那是良性的。发生在我母亲身上的每一件事我都觉得没有必要：输血、失败的治疗、起搏器、我们家每个人都有的无法摆脱的对死亡的恐惧。这都是医学造成的。

去年，当我的父母在爱达荷州露营时，我的父亲想到他们应该去梅奥诊所看看。他差不多是求我母亲去的。

"说不定有什么进展了呢？"他说。

"也许有什么新的东西了。"

母亲不再急于尝试新事物，她不再相信站在医学前沿获得最新最好的药物是件好事。但她同意给梅奥打电话，主要是因为她觉得反正也不会预约得到。

然而，仅仅1周后，她就成功预约到了。因此，我的父母，一个木匠和一位退休的高中老师，走进了美国顶级精英医疗机构的大厅，那是一个大教堂般的入口，一位钢琴家正在大厅里演奏着。最后，他们过上了享受美国巅峰医疗的生活。

在那里的第一天，母亲做了血液检查，并接受了一种新型的肝脏超声检查。她与胃肠科医生的预约是在第二天。医生走进来时，他笑了。"嗯，好消息。"他说，"你没有肝炎。""不，我有。"母亲说。

"没有，"他说，"你没有。"

"我知道我有。"母亲说。

"没有。"他说。

"什么？"我父亲说。

最新一轮血液检测显示，没有在母亲的血液中检测到病毒。医生们无法解释——现在仍然无法解释——为什么在她接受治疗后，那种症状曾立即出现，然后就消失了。

最后一个具有讽刺意味的事情是，梅奥诊所的一位医生说他们不该为她做治疗。在2000年的时候，虽然人们对病毒的了解还有局限，但最有力的证据表明，我母亲不会受到那种病毒的伤害。他们只需安慰母亲，让她回去安心过日子，偶尔去做一下血液检测和肝脏超声检查就好了。

所以病毒消失了，整个过程的折磨可能都是不必要的。不必要的药物都使我母亲的心脏停止跳动了。

我家里其他人都把她的病好了当作奇迹，但我仍然怀疑。尽管母亲已经一年没生病了，我还是缠着她去做后续检查。她现在在海滩上自由地散步，在水中做有氧运动，和爸爸一起爬山。我们在通电话时，她最后总是去辨认她在周围院子里看到的鸟，每到这个时候，我知道我该挂电话了。这一切确实是奇迹，每当我想起她输了30次血，她病了这么多年，每当我想起我的病人死于肝功能衰竭，我多么希望妈妈能摆脱这种痛苦。我的母亲又笑了，我希望她和我的父亲能恢复那种所有这些恐惧进入他们生活之前拥有的平静之爱。

第十九章 »

我按计划在8月回到了加尔维斯顿，当时是我刚读完医学院的第三年。我又开始在医学人文研究所上课，并被任命为圣文森特的初级主管。今年4月，我将成为一名正式主管，在这个职位上工作一年，然后恢复为一名普通志愿者。

作为一名初级主管，我开始帮助病人向制药公司申请免费或降价的药物。凡妮莎是我的病人之一。

我首先通过电话联系了凡妮莎，告诉她我们需要一份她的驾驶证复印件，同时附带一份病人协助续期申请表。她需要的药物是一种控制药物——阿普唑仑，我们在圣文森特诊所不经常使用这种药物。所以，我不知道需要身份证明才可以拿到。我打电话给凡妮莎时，她正在从诊所回家的路上，但她调转车头，开车回到岛上。

"我很抱歉，让你大老远开车回来。"我说着，为她打开了房门。我们的最后一个病人正要离开，外面的门已经锁上了。我想凡妮莎一定会生气，一个正规的诊所应该有懂得如何处理这些事情的人。

"哦，我知道。"她说，"文书工作很多，你不要着急。"她伸出手拍了拍我的肩膀。

凡妮莎出生在路易斯安那州，她在那里遇到了她的丈夫吉米。吉米是她的第二任丈夫。她的第一任丈夫（三个女儿的父亲）是个酒鬼。凡妮莎最终坐着吉米的小货车离开了第一任丈夫。她爱吉米，但吉米不想让她工作。他说这对她的身体来说太辛苦了。凡妮莎大部分时间都在做建筑工作。她做过管道钳工、焊工，甚至还做过一些工作的领班。当一名女工人并不容易，你总是要证明自己不比男人差。但凡妮莎既健壮又坚强。那时候，她低头看着自己圆圆的身体，为自己失去的青春感到惋惜。"你要是摸过我的肱二头肌，亲爱的，你就知道了，"她说，"实在是太强壮了。"

在嫁给吉米后，凡妮莎继续工作了一段时间，尽管他们俩可以靠吉米在炼油厂的工作收入维持生活。后来，凡妮莎在她家门外的高速公路上被一辆卡车撞了，她的背部受伤严重，很长一段时间都无法站立，建筑工作是干不了了。她试着在自助洗衣店工作了一段时间，又试着在杂货店工作了一段时间，但痛苦一直折磨着她。不管怎样，吉米还是喜欢她待在家里。有那么一两次，我们聊天的时候，吉米打电话来，每当这时她就会用甜甜的路易斯安那腔告诉吉米她和医生在一起。凡妮莎和吉米没有保险，但他们有一所房子，每个月都有能力偿还抵押贷款。大多数情况下，他们只需要支付日常开支，还有宠物和他们的食物开支。他们的房子没有受到飓风"艾克"的破坏。他们也从来没有额外的收入，有一两次因欠费被断电，但通常是勉强过得去。

有一天夜里，凡妮莎因为焦虑而去看精神科医生，当她描述她为了那套房子付出的辛苦时，我的思绪游离了。他们不得不为还贷而筹款，因为这个地方被划为工业区，贷款利率很高。随着地面的沉降，地面上到处都露出混凝土块。凡妮莎撬开其中一个，发现了一个地下油罐。她的堂兄是一家石油工厂的工人，他对油罐进行了察看，发现里面装满了陈汽油。这处房产位于一个废弃的加油站之上，他估计罐子里有500加仑（1加仑≈3.78升）的汽油，上面只有一层水。当凡妮莎描述这一切带来的压力时，她哭了起来——这不仅来自抵押贷款的成本，还有对那套房产、对她自己、对她所养的植物和动物不安全的恐惧。"还有吉米，"她说，"自从我们搬到那里以后，吉米一直生病，我认为这对他也有影响。"

我坐在房间一角的椅子上，精神病医生面对着凡妮莎。这次诊疗时间拖得很长，一直到很晚。这不是那天晚上我听到的第一个长篇故事。我感到一种怀疑的情绪在我的头脑中悄然而过。抵押贷款和化学药品是怎么回事？我们不能给她开点药然后让她回家吗？

精神病医生转向我，"那不是很糟糕吗？"他说，"他们基本上已经支付了3倍的房钱。"我可以看出来，他完全被凡妮莎的故事吸引住了，并对她产生了同情。他是个资深精神病医生了，他比我多听了几千个故事，可是他一点也没有厌倦。

"哦，太可怕了。"我说，同时感到有点惭愧。我还记得我在研究生院学到的，当医生在问诊过程中觉得同病人的交流让自己不舒服的时候，往往会匆忙避开话题，我们不应该那样，我们应该慢下来，多问些问题，努力同病人建立关系。

所以，随着时间的推移，我做到了。我让凡妮莎做我的病人。我了解到她把植物放在花盆里是因为她担心地里的化学物质，她种了柠檬、桃子、李子、番茄、茄子。在接下来的几个月里，当我在诊所里跟她见面的时候，我们的交流总是以交换我们的园艺故事而告终。如：因为霜冻，她不得不把茄子搬进厨房；我的羽衣甘蓝（耐寒植物）就是耐寒，但我所有的番茄都死掉了；一只鼹鼠如何从一株盆栽植物爬进她的房子，她只好把它找出来杀掉。

我给她开处方，然后我们拥抱，她就回去了。照顾她不再是一件苦差事。

后来有一天，凡妮莎很伤心地走了进来，因为她的一个女儿被捕了。

我告诉凡妮莎我很难过。凡妮莎拿出手机给我看她女儿的照片，她19岁，很瘦，穿着一件黑色单肩连衣裙，面带微笑。很难想象她会坐牢。"哦。"我说，"她很漂亮。"

"是的。"凡妮莎说，"她确实是。"她翻到了吉米和女儿在他们家客厅里拍的一张照片。吉米手里拿着一支香烟，凡妮莎的女儿张着嘴笑着。他们身后的墙壁是没有油漆过的胶合板，就像我父亲在1981年夏天锯掉自己的手指尖时加建的拖车房里的一样。

当我成为学生主管时，我把凡妮莎的护理工作转给其他学生。但是我们见面的时候，总是会拥抱一下，并分享一两个故事。她给我看她狗的照片，偶尔还会给我发一张她在自家盆栽柠檬树上摘水果的照片。我仍然会打电话给她，帮她管理病人援助处方，有时我们会在电话里聊一会儿，聊聊近况。这是一种发生在临床领域不平衡的关系，我们都关心对方，但我知道她生活的私密细节，而她对我却知之甚少。圣诞节时，她送给我一对耳环，是她用金刚鹦鹉的尾羽做的。听到吉米和她带着金刚鹦鹉从飓风"艾克"中撤离的故事，我们又笑了起来。

一个周日的晚上，凡妮莎给我打电话时，我有点惊讶，但并不算是震惊。她以前从未给我打过电话。"瑞秋，你得帮帮我。"她说，"他们告诉吉米他得了癌症，我不知道该怎么办才好。"

那个星期六，吉米来到圣文森特，呼吸急促。几周前他得了重感冒，但后来咳嗽不止。周四时他开始感到呼吸急促，周五晚上醒来时呼吸困难。在圣文森特诊所，比奇医生听了他的肺部，里面有液体的声音，他怕吉米得了肺炎，于是把他送进了急诊室。吉米有很长时间的吸烟史，肺炎会把他击倒的。

急诊室的医生担心可能是肺栓塞——肺里产生血块，因为他们对吉米的胸部做了CT检查。CT结果显示肺部有积液，而且积液的后面是一个大的固态肿瘤。

当我听着凡妮莎讲话的时候，我突然感到很震惊。在前一年的内科轮转中，我了解到一项新的研究——低剂量CT在及早发现肺癌并延长病人寿命方面是有效的。胸部X线只能检测到晚期癌症，全剂量CT可能会增加辐射带来的癌症风险，而低剂量CT使用的是最低剂量的辐射，已被证明是一种对长期吸烟者来说成本低、效益高的筛查工具。如果吉米买了保险，他的医生大概率会推荐小剂量CT。但我不确定我们是否给他提供过这种检查。

我有时会克制自己，不去告诉圣文森特诊所的病人那里的医疗费标准是什么样的。我没有和我的丙型肝炎患者谈过治疗（尽管我经常尽力为他们每年用以筛查肝癌的超声检查去寻找资金），我也从未向圣文森特诊所的病人开过低剂量CT检验单。这种检查大约要花费250美元的自费金额。要是有人提起的话，凡妮莎和吉米说不定会做。

得克萨斯大学医学部的医生让吉米住进了医院，给他开了抗生素，并在他的胸腔里插了一根管子，把肺里的液体排出体外。还对他的肿瘤进行了活检，结果显示为小细胞肺癌，这是一种侵袭性肺癌，在吸烟者中最常见。当吉米病情稳定时，他被解雇了。他还没有开始接受化疗，也没有接受其他癌症治疗。于是凡妮莎把吉米带回家，给他做了晚餐，他没有吃，拿着遥控器一直窝在卧室里。她一直哭到他睡着，然后给我打了电话。她如何才能确保吉米的癌症得到治疗？他不能只是被送回家等死。

那个星期天的晚上，我在自己舒适的卧室里，我的狗睡在桌子下面，一个我非常关心的病人在危急时刻向我寻求帮助，我不知道该怎么做，但我还是做了我能想到的唯一一件事。

"明天下午1点你能去圣文森特见我吗？"我问。"好的。"她说。

"好，把你所有的财务信息都带来，我们看看能做些什么。"

当时我感到很沮丧，同现在一样，我对这种事情做出的反应是如此微不足道。吉米刚被诊断为肺癌，凡妮莎应该已经能够考虑到癌症使他们面临的更深层次的问题：如何照顾她的丈夫，如何应对她对吉米死亡的恐惧，如何说服吉米面对诊断的结果，如何过出有意义的生活……所有这些问题都混杂在一起。但在这一刻，他们被如何支付治疗费用的问题给淹没了。

我的回答也变得官僚化了。这一刻可能是我学习如何帮助病人度过恐惧和悲伤的机会，但我却用来学习如何申请经济援助。难道这就是好医生该做的吗？我从网上下载了得克萨斯大学医学部的资助申请表。然后，我又想起了凡妮莎，她可能还在海湾对面的家里无法入睡。我盯着电脑屏幕想，"这不是做医疗。这根本不是。"

在感到危险和悲伤的时候，适当分散注意力是有益的。但对于凡妮莎来说，申请经济援助的烦琐手续会让她分心太久。如果凡妮莎最信任的支持者是一位更有经验的医生，他或她可能已经看到了不祥之兆，并花时间安抚凡妮莎的恐惧，或者告诉她吉米可能无论如何都活不成了，但我只是个学生。吉米会很快死去，凡妮莎对他的死毫无心理准备。

星期一下午的圣文森特教堂十分安静。有几个病人在护士管理的日间诊所等着见他们的执业护士，一个妇女从食物银行（领取捐给穷人或无家可归者食物的地方——译者）里拿了一个装满食品的购物袋走了。护士们说我和凡妮莎可以去小礼拜堂，所以她一到我们俩就过去了。

得克萨斯大学医学部的经济援助人员已经给了凡妮莎一份申请表，要她以吉米第一期的医疗费用为理由申请援助。这笔钱必须在他出院后十天内归还。于是我们就从这里开始了。

如果我处在凡妮莎的境地，我会不知所措的。我的财务状况良好，但却没有记录在案。然而，凡妮莎曾申请过社会服务机构的救助，她知道该怎么做。她拿了一个大马尼拉文件夹进教堂，里面装着我们需要的所有东西：工资存根、纳税申报表、一份抵押贷款协议的复印件、他们的汽车贷款、他们的结婚证……我们把这些文件铺满了整个礼拜堂，把椅子和半个地板都盖上了。我用圣文森特的复印机复印了她需要的文件，然后我们把它们都装进一个有签名的信封里，寄了出去，这花了大约2小时。

这份文件的目的并不是确保吉米的治疗可以推进，而是用来帮助付清在得克萨斯大学医学部的初始治疗账单。因此，我打电话给比奇医生，问他是否愿意为吉米做一个病案申请（可供学生学习的特殊病种，以便得到免费治疗），申请得克萨斯大学医学部为他提供无能力支付的癌症治疗。比奇医生很乐意帮助做这项申请，但他提醒我说不太可能得到批准。

我知道他说的是对的。据我所知，得克萨斯大学医学部还没有接受过任何圣文森特病人的申请，而且这个政策虽然是公开的，但标准很模糊。得克萨斯大学医学部不仅要考虑某种疾病的严重性和它的性质，也要考虑这种疾病或治疗是否会给学生、实习医生和研究员带来"教育效益"。这就意味着，患有不寻常疾病的病人，或者需要住院医师和研究员完成训练程序的病人，才可能更容易被接受。实际上，在外科领域里有一个用来描述这种病人的缩写词——RANDO（意思是：住院医师从未做过），RANDO病例被受理的机会可能更大些。

因此，填写病案申请表对我来说也很不舒服。人们不会以吉米是否会照顾他的妻子、他们的宠物和他的继女来评价他。相反，人们评判他的标准是，他的病痛是否能对我这样的实习医生有用。

病案申请程序应该在两周内回复被批准或拒绝，结果吉米被拒绝了，但他的麻烦还没有结束，因为吉米又一次喘不过气来，凡妮莎带他去了休斯敦的一家医院，他在那里的急诊室接受了治疗。

他在那里住了3周，大部分时间靠呼吸机维持生命。他一直没有接受化疗，因为他的身体状况一直不好，无法承受化疗。凡妮莎每隔几天就会打电话或发短信给我。

"他又在用抗生素了。"有一天她说。

"现在他们给他戴上了呼吸机。"一周后她又说。

"我没法让护士关注到他。他浑身是血，床上到处都是血，我找不到人来帮忙。在这所医院里，没有保险的人得不到恰当的治疗。"她说，并给我发了吉米胸前沾满血迹的照片。他的皮肤发暗，很不自然，看起来像是死了一样。

一天后，当凡妮莎告诉我，医生们想要拔掉呼吸机，任吉米死去时，我在电话里哭了起来，但我对他快死一事并不感到意外。"我做不到，"她说，"他从来没有接受过化疗，现在他们就想放弃。我做不到！"

第二天她又说了同样的话，问我该怎么办。她对医生让她做出决定感到生气，她不想多年以后，让人觉得是她杀害了自己的丈夫。

我当时还是个学生，但我给了她我能给出的最好的建议。"我知道你有多爱他，凡妮莎，"我说，"我知道你多么不愿意看到他受苦。我很遗憾你必须做出这个决定，但我知道你是唯一一个可以从爱的角度做出这个决定的人。"

"我知道，"她说，"我知道了。"

他们拔掉了呼吸机，第二天早上吉米就死了。

凡妮莎伤心了很长时间。她也很害怕，她被吉米去世后留下的账单弄得手足无措。得克萨斯大学医学部寄来了1.7万美元的账单，还有32.5万美元是他在休斯敦重症监护病房住了3周的费用。凡妮莎仍然没有工作，现在吉米已经走了，她害怕自己会失去最后一样东西，那就是介于她和赤贫之间的唯一一样东西——她的房子。她因此而悲伤，悲伤之后是恐惧。

随着时间的推移，她又开始利用自身资源，尽管她的背部持续疼痛，脚也有问题，但她还是寻求学习新的工作技能。她做了两份兼职，当她成为当地一家商店的经理时，她甚至还买了保险，所以她不再需要来圣文森特看病了。凡妮莎的两份工作薪水都不高，但她一直在偿还抵押贷款，仍然住在自己家里。

当我问她，如果吉米不是圣文森特的病人（言外之意：他有保险），他的生活是否会更好时，凡妮莎说不会。吉米生病期间，一位医生安慰凡妮莎说，她也无能为力，肺癌是侵袭性的，很难发现。她不可能阻止癌症扩散。凡妮莎对此感到安慰。

我回想起苏珊·麦卡蒙曾经问过我的关于罗斯先生的问题："你希望你能做些什么不一样的事情？"有时候我真希望我至少应该让吉米了解低剂量CT，那样他可以自己做决定。钱那么紧缺，他或许不会做。但他本可以有选择的机会。

有时候我真希望能和凡妮莎谈谈临终关怀。一个更有经验的建议者——一个医生，可能会认为吉米将很快死去。如果他能得到临终关怀，他不仅会死得更舒服，还会少给凡妮莎带来很多经济负担。

临终关怀的初衷并不是强加给穷人的。临终关怀应该是一个选择——当病人已经用尽了可用的治疗方案时，或者当他们知道治疗不是他们想要的选择时，临终关怀是提供给他们的另外一种选择。从吉米离开得克萨斯大学医学部到他住进休斯敦的医院，没有医生跟他谈过他的病，也没有固定的初级护理人员去了解他和他的需求，并为他提供临终关怀方面的咨询。他只能到圣文森特诊所，在那里，一群志愿者学生和医生会轮流为他服务，他通常需要3周时间才能预约到就诊机会。

最重要的是，我希望凡妮莎和吉米有一个比我更有经验的建议者。不是因为我做得不好，我在同级别的学生当中做得很好了。但我只是一个学生，有许多事情我不懂。他们理应得到一名医生提供的咨询服务，像其他人那样。

第二十章 》

圣文森特皮肤科之夜并不是肉毒杆菌派对。事实上，圣文森特皮肤科之夜改变了我对皮肤科的偏见。我观察到医学生们一旦进入皮肤科就会逐渐变得更加整洁和有吸引力，从跟我们其他人一样的苍白无力的样子一下子变成光鲜亮丽的样子，就像那些经常在体育场的集体项目中羞辱我们的理疗专业学生一样好看，但我就是看不起皮肤科。一个朋友建议我去皮肤科，我说："呸！我是要当医生的。"但那次的圣文森特皮肤科之夜主要讲的是癌症预防和护理。

这也是做活检等操作练习的好机会。在一次皮肤科之夜，我志愿担任初级主管时，我拿出一张表格，开始与一位第一次来到诊所的医师助理生（PA）一起查看病例。这个病人最近被诊断为丙型肝炎，和我母亲感染的病毒一样。她吸烟，她的皮肤包括脸上有一些小的增生需要切除并做活检。在这次预约就诊中，我们计划对她腿上一个在过去几个月里迅速生长的斑点进行活检。

"这个病例正好让你看看。"我对那个PA学生说。

"看看我们是怎么做活检的，这样下次你就可以自己做了。"我和PA学生讨论了丙型肝炎——尽管我没有提到为什么我对它了解这么多，并讨论了如何与患者谈论戒烟的策略。然后，我们把病人叫到检查室。

她是一个50多岁的女人，很瘦。她冷淡地跟我们打招呼，然后坐到一把直背的塑料椅子上，我坐在医生的旋转凳子上。那个PA学生，显然是想尽量少占些地方，挤在我身后角落里的椅子上。

那个女人开始告诉我们，所有那些学生志愿者在过去如何把她的治疗搞得一团糟。一个学生用力切了3次才把她眼睑上的一颗痣切掉；一个明显对她很粗鲁；还有一个小心翼翼地轻轻夹掉她脸上的一个赘生物，而她本应该干净利落地把它弄掉。后来，那东西又长出来了，更大了，她觉得好丑。

讲完她的故事，她哭了。"我觉得这真的是侮辱人，我一生都在工作，现在仍然在工作。我还得忍受这些东西。这是真的。"她看着我说。她的眼睛里流露出一种责备的神色，深信我正站在一个我永远也无法理解的深渊的另一边。"当没人在乎你的时候，"她说，"就像这样。"

我差点想反驳。我想说："我在乎你。"我想告诉她，我来自一个工人家庭，我很理解被拒之门外的滋味。她不了解我。

但现在，我怎么能反驳呢？我接受了四年的医学教育，我跟她不一样。再多的研究，再多的共同经历，都无法教会我体会到成为一个免费诊所的病人或者成为眼前这个女人是什么感受。那件白大褂我穿上了。那把会划破她皮肤的刀就在走廊的储藏室里，一会我就会把它拿到手里。

不管怎样，这个病人有充分的理由不相信我。我相信她讲的关于学生犯错的故事。毕竟，我正准备用我从未用过的小刀片给她的腿部做削切活检。我知道这会很尴尬。有可能我会搞砸，就像过去的那些学生一样。我还想到坐在我后面的那个学生，不知道她对我们诊所有什么想法。

当病人能说出事情的真相时，我也会心存感激。这种享受福利医疗的病人知道他们得到的护理不周到时，往往保持沉默。如果他们把我们搞生气了，我们不再给他们治疗，他们就没有别的地方可去了。所以，即使一个病人内心有所不满，他们也会选择一言不发，我想到所有其他的病人也都是这样的。

我没有反驳，而是搁置了。我知道这个女人有一份好工作，可能有资格通过ACA（健康交换计划）获得医疗服务。我提到了这个话题。"我希望你得到最好的医疗，"我说，"我知道，来圣文森特并不总是最好的治疗办法。你想过去看一下健康交换项目吗？特别是你的肝炎，可能会得到更好的治疗。"

她没有，她也不打算这么做。她已经被县里和得克萨斯大学医学部拒绝了，她对联邦政府会给她更好的医疗机会不再抱有希望。她说，她已经知道，即使有补贴，她也负担不起。她看到过朋友们接受强化的、不成功的肝炎药物治疗，她不想经历那种特别的痛苦。

"这不是我的错，"她说，尽管她还在哭，但她的声音很坚定，"我没有别的可做。"

我沉默了一会儿。我能感觉到她对我有多么的不信任，这种不信任让我在健康交换项目方面的建议变得毫无用处。对她来说，最好的办法就是买份保险，然后找个普通的初级保健医生。但只有她信任我的时候，我的建议才会对她的健康产生积极影响。

她眯起眼睛，摇了摇头，我想逃跑。

我深深地吸了一口气，让自己能继续留下来。那个PA学生确实离开了房间，嘴里嘟囔着要拿纸巾来。给病人递纸巾是对哭泣的病人的官方医疗反应。

实际上，在医学院，他们会教你，要给哭泣的病人递纸巾。我也见过一些正式的医生为了找纸巾而跑出房间。目前还不清楚他们是去找纸巾，还是在逃离病人，但他们显然是试图要"做些什么"。

她接了纸巾，我们静静地又坐了一会儿。

"对不起。"我试探着说。

"帮我把这个（活检）做了吧，"女人最后说，"就这点事。我只想让你帮我做这件事，做完我就想回家了。"

于是，我答应她会处理这件小事的，然后我们离开了房间。PA学生睁大了眼睛。"太紧张了。"她说。

我看着她，想起我应该进行现场教学。"好吧。"我说，"我想我们还有一些工作要做，以建立信任。"

"嗯，是的。"她说。她的语气似乎在暗示："别开玩笑了，你这个笨蛋。这个女人不喜欢我们的。"

我并不是在病人身上学会所有手术操作的，在MUTA-GTA课程中，我们学习过对标准化病人进行生殖器检查。还有一年一度的圣文森特志愿者培训，150名医学新生在那里互相学习抽血。

我们所有的主管都喜欢举办新生培训，整个秋季每周都会举办一两次。我们喜欢炫耀我们的诊所，讲述它的历史，让新生们把我们当作神来崇拜。医学院的等级制度可以促进英雄崇拜，我们很高兴地发现，作为四年级的学生，我们终于有资格了。我采用了口哨的方式来进行新生培训——好家伙，主管口哨一响，所有一年级的学生都跑到下一站！就连脾气最坏的主管也开始报名上新生培训的班了。

练习抽血是最后一部分，也是真正吸引学生的地方。我会站在前面，跟大家一起回顾抽血的步骤：准备好手臂，找到静脉，用酒精擦拭，绑上止血带，用你的手抓住手臂，然后与皮肤呈30°角把病人刺得屁滚尿流！哈哈，只是开个玩笑，我是说要在30°角时迅速进针，不要他们一叫你们就跳起来，套上真空管，记得解开止血带后再拔针。然后，我们会指导学生转向他们的同桌，开始练习抽血。我喜欢他们此刻眼中的恐惧，而且总是欣慰地看到，抽血的比被抽血的更害怕。

大多数时候，他们第一次就成功了。但有时候，有的学生就是学不会。我会走过去，温和地指导他们，如果他们要再试一次，我会献出我的血管。我的血管很明显——深蓝色的凸出的血管清晰地透过我的皮肤。遇到这样的血管是医学生的梦想，许多得克萨斯大学医学部的学生从我这里抽取了他们的第一瓶血液。在迎新的几个月里，我瘀青的前臂就是一枚荣誉勋章，我承受的每一次笨手笨脚的穿刺都可能使一个病人幸免于难。

我跟一个皮肤科医生志愿者一起回来了，他是一位和蔼但很严谨的长者，我们做了活检。我给病人的腿上注射了半毫升利多卡因，检查确认已经麻醉了。我刚开始切的时候，刀片很不顺手。我比有经验的医生花了更长的时间，我没办法让刀片在最后一段下面形成角度，所以我切下来的那块皮肤就挂在那晃来晃去。我四处寻找钳子，但它们都在柜台上，密封在高压灭菌的无菌环境中。皮肤科医生没有给我，我只好用戴着手套的手抓住那块晃来晃去的皮肤。当刀片危险地靠近我的手指时，我想起了病人的肝炎。活检组织取好后，我为病人止了血，把样本放入液体中送到实验室。

由于皮肤科医生在场，我们的病人恢复了那并不真实的平静的感恩表情。我做活检时，她静静地坐着，然后抓住我的胳膊说：“谢谢你。”皮肤科医生一直不知道发生了什么。

当病人说我们诊所所提供的护理是对病人的侮辱时，我感到很痛苦。即便如此，我还是很庆幸我不是一个权威人物，以至于我们没有开始这个话题的对话。她是在感谢我为她做活检，还是在感谢我听她说完她的故事？也许她是在感谢我把那活检做完，这样她就可以回家了。

下次我做削皮活检时，我会做得更好。我会先把钳子准备好，这样就能切得很顺利。医学培训的流程就是这样的，靠你的导师给你指路，你边做边学。作为学生，你犯的错误比实习医生多，更比完全合格的医生多。大多数时候，你的错误会在你真正造成伤害之前被你的导师发现，但有时也会发现不了。

当然，问题是这些错误的发生是系统性的，不是发生在任何人身上。它们会发生在没有保险的病人身上，会发生在医疗补助计划或县级贫困项目的人们身上，会发生在免费门诊病人、囚犯和非法入境人员身上，还会发生在白人工人阶层和有色人种身上。

如果你在私人诊所就诊——就像我自己一样，那么可以非常肯定，你的医生的大部分错误已经犯过了，都是发生在穷人的身体上。

第二十一章 》

当我成为学生主管时，廷·昂把他的钥匙给了我。廷是一位了不起的主管，是所有学生主管中最执着、最专注的一名，他即将成为梅奥诊所的住院医师。"这是前门的钥匙，"他说，"这是小礼拜堂的钥匙，这是走廊药柜的钥匙，这是咨询室的钥匙。"他不停地说着，不停地翻动着许多把钥匙，我知道我永远也记不住它们。

成为圣文森特诊所的学生主管意味着我的职责改变了。我仍然是一名志愿者，但我不再主要负责为病人看病（尽管主管们经常会去看需要持续护理的非常复杂的病人）。我的工作成了维持诊所的整体运转。

诊所共有10名主管，我们都是在医学院的最后一年了，也都是志愿者。我们负责每周为门诊提供3次人手，在周二和周四晚上，以及周六上午。每次门诊至少需要2名主管，但最好是4名或更多。我们每个月还会在某个周一晚上碰一次面，和比奇医生一起讨论诊所里出现的所有问题。除了这些实际的出诊和会议，我们每个人都有不同的职责：协调志愿者注册，确保医护人员准时出诊，寻找并组织药物捐赠、筹款，在圣文森特教区会议上代表学生经营的诊所参会。还经常有一些小的工作要做，比如，医生做了活检，但没有在表上签字，这时主管就会跑到学校去找医生。有些人的药物已经邮寄到诊所，但他们已经搬到了休斯敦的住所，所以药物需要转寄给他们，诸如此类。

真正的出诊是我们工作的核心。通常在周二，我会在下午4点左右去诊所。那时，我们的候诊室通常挤满了病人和家属，等待下午4点30分的预约。我走进去，跟前台的女工作人员打个招呼，跟我认识的病人们打了招呼，然后回到香蕉屋——主管办公室，它的门上挂着一幅香蕉的画（这是一幅以健康食品为主题的壁画的一部分，这幅壁画装饰围绕着诊所的一部分展开）。我打开办公室的门，准备登录电脑，打开保险柜，取下处方笺和实验室的钥匙，给志愿者准备笔记本电脑。经常会有另一名主管赶在我之前到办公室，忙着处理文书工作。有人会在前厅查看我们的箱子，看有没有新的化验结果，然后拿出表，把病人叫回来，告诉他们化验结果。

到了下午4点15分左右，志愿者们都涌了进来，一切都变得忙碌起来。我们有8个诊疗室，外加2个预留的房间——礼拜堂和咨询室，人多的时候我们也可以在那里看病。这意味着我们可以组建10个团队，每个团队最多有3名志愿者。参加活动的志愿者人数随着学校日程的安排而波动不定。8月，诊所里会挤满渴望成为志愿者的医学新生。在医学院考试的前一天晚上，我们邀请的可能大部分是内科助理学生。在假期和夏天里，我们经常很难找到足够的志愿者。我们会登录圣文森特的脸书页面，发送一条紧急求助：我们现在需要志愿者，提供水果派哦！或者说：我们需要说西班牙语的志愿者，有三明治吃哦！或者是：我们需要高年级学生，提供比萨！我们的食品供应也在艰难维系，但向志愿者表示感谢是十分重要的。而且，让志愿者们吃饱了，他们就会变得更好更善良。

当我们精明的前台经理泰带回检验表时，我们会把志愿者分成小组，把表格分发给他们。然后，香蕉屋一片寂静，只有一名主管回拨实验室电话的声音打破沉寂。

安静是短暂的,因为不久之后我们的志愿者就会开始提出问题。"我怎么能安排这个患糖尿病的病人做眼科检查呢?""我们还有这种大棉签吗?""今晚这里有咨询员吗?""我的病人做了结肠造口术,但他买不起结肠造口袋,能给他拿个袋吗?"(这个问题引发了一小阵对医生或者是对医疗体系的咒骂,病人花了几千美金做手术,医生把病人的结肠连接到他腹壁,但是不给人家提供造口袋来接大便!然后激烈地讨论是否有造口袋,在哪里放着,为什么他的医生不管他。)"我怎么处理这个尿样?""我们开克罗宁吗?""你能看看这个皮疹吗?""刚在这个病人的心脏里植入了一个支架,然后送到这里做后续检查,那我该怎么做呢?""我们送血糖仪吗?""我想X线片显示这个人的后背断了。""有人会说西班牙语吗?"

主管们会回答这些问题,并在大约下午5点的时候准备迎接医生们的到来,然后志愿者们会把他们的病人介绍给我们。我们会教他们如何向主治医生陈述,提出鉴别诊断的选项,并提醒他们了解病人的身高和体重。我们还要处理任何突发问题:如果病人有胸痛,我们会迅速判断他是否需要去急诊室。如果有人流血,我们会提供纱布。如果要做活检,我们就得带上设备。如果有人要把公寓里的灯关掉,我们会让他们到前台寻求公用事业援助。如果有人有孩子,我们会建议他们接受医疗补助资格评估。如果有志愿者哭了,我们会小声地和他们说话。如果有人需要一种他们负担不起的药物,我们会帮助志愿者填写救助申请。如果有人需要做X线胸透,我们会查一下价格,给比奇医生发电子邮件让他批准资助,然后进行转诊。如果候诊室里有病人没有提前预约,我们中的一名主管就会对他们进行分类,以确定他们需要就诊的迫切程度。

志愿者向我们介绍后,我们会送他们去见主治医生。主治医生会同志愿者一起去看病人，再回到香蕉屋，这样主管就可以给病人分发药物、记录药物样本或捐赠的药物，在表上签字，安排后续的预约。然后，志愿者会用笔记本电脑完成病人的就诊记录，我们主管也会再次检查他们写的内容。

作为圣文森特诊所的学生主管，行医不仅意味着要有关于疾病和治疗的知识，还要了解诊所本身，了解我们所在地区的社会制度和志愿者的情感体验。这意味着要让我们的诊所正常运转下去，并要努力确保我们的志愿者在照顾病人的紧张经历中能得到支持。所以我们主管只能是尽我们所能。我们知道的东西永远不够多，总是要互相依赖。我知道如何使病人获得护理，朱利安了解耳朵、鼻子和喉咙的问题，莎拉是志愿者需求方面的专家，戴夫负责诊所的财务，我们的初级主管杰奎琳很擅长做宫颈涂片。一旦问题开始接踵而至，他们一刻也不能停止，直到看完最后一个病人。

有时，最后一个病人会在晚上7点30分出门，但有时是在晚上9点30分。当最后一份记录写好，志愿者们离开时，我们会锁上电脑，关上保险柜，关掉所有的灯，穿过篮球场，穿过社区花园，走过有裂缝的人行道来到我们的汽车旁边。一名主管会把实验室里的小瓶血液送到得克萨斯大学医学部急诊室。

我一直喜欢这个任务。我把我的Box（小汽车）开到急诊室，停在救护车旁边，然后走进去。如果只是送检血样，我就会把血样放在急救室的充气管里，再送到实验室。但如果有巴氏涂片或尿样，我就会在夜间医院寂静的迷宫中穿行，从一栋楼走到另一栋楼。

我喜欢在走过走廊或打开房门时扫视四周。有时会出现一个灯光明亮的画面，几乎像一个立体模型，两个年轻人站在床边，每个人都握着一只转过脸去的老妇人的手。一个穿着栗色衣服的女人推着一台巨大的X射线机走过走廊。两个医生静静地写着什么。在圣文森特忙碌了一个晚上后，夜间医院让人感觉平静而祥和。

从实验室出来后，我会开车回到急诊室的斜坡，去当地的雅兰杂货店买瓶啤酒。每个人都在那间店里买东西，有那么一两次，我碰到了我刚在诊所见过的病人。有个女人对我说："哦哦，我想你需要喝杯啤酒，毕竟是……"

"是的，夫人。"我说。然后我就回家坐在门廊上喝啤酒，有时我的室友会和我一起喝。

"啊，你的诊后啤酒。"娜塔莎说。

"的确。"我会说，"但愿我冰冷、僵硬的手指能把它撬开。"

从门廊那里往外看，我们可以看到街道对面的得克萨斯大学医学部。整个晚上，校园里嗡嗡作响、灯火通明，巨大的实验室向夜空中喷射着蒸汽。有时我看着医院的塔楼，纳闷为什么我的圣文森特病人不能直接住进去。有时从海湾吹来一阵微风，吹过小岛，我就往后一靠，让夜色从我身边褪去。

第二十二章 》

马拉柴从其他州来到加尔维斯顿，他无法或者也不愿解释他是如何来到这里的。一天，他走进诊所，告诉为他接诊的学生，他担心自己头上有个肿块，并要求停止精神分裂症的治疗。他还要求做睾丸检查。他说他的睾丸没有问题，只是想检查一下。他头上的肿块是良性的痣，而他的精神分裂症，如果他真有的话，也已经得到了很好的控制。那名学生是二年级的，这次遭遇让她感到十分慌乱。"我应该给他做睾丸检查吗？"她问我。

"嗯。"我说，"除非有疼痛，或者肿块，或者别的什么问题，睾丸检查一般是没有必要做的。我们去和主治医生谈谈吧。"

主治医生介入了这次诊疗，他没有从马拉柴讲的东西里发现什么问题，他也认为睾丸检查是没有必要的。这次遭遇让他觉得很奇怪，他决定上网搜一下马拉柴这个人。他的搜索结果让他感到很不安，于是他走进香蕉屋，说："我们不能再接诊这个病人。不能让学生给他看病。他应该去别的地方。"

我和另一名主管莎拉在香蕉屋里。莎拉从电脑前抬起头，指出了一个显而易见的事实，"我不知道他是不是别无选择，"她说，"如果他没有保险，就没有其他地方可以送他去。"

"不，事情很严重。"主治医生说，"这个人有严重的犯罪记录。我认为他不应该来这里。"

"但是，我们的很多病人都有犯罪记录。"我说。我还记得一周前我对一个新生说的话："监狱是一个收容穷人和黑人的地方。所以如果你的病人曾经蹲过监狱，你要警惕创伤后应激障碍的可能性，因为监狱会导致创伤后应激障碍，或者原本就有的创伤后应激障碍是导致进监狱的风险因素。你还应该考虑在囚犯中流行的某些传染病：肺结核、丙型肝炎、艾滋病等。你不必担心他们做过什么，他们来到这里就是你的病人。"

考虑到非裔美国人的监禁率，在得州，一个历史悠久的非裔美国人社区中心的免费诊所是不可能因为人们有犯罪记录而将他们拒之门外的，这有悖于教会的精神。

但主治医生却不为所动，似乎提出做睾丸检查的要求，以及他在谷歌搜索中发现的那些东西都是危险喷射器。"这家伙显然很危险，"他说，"他可能在逃。他不应该跟学生接触。"莎拉的脸抽动了起来，我觉得自己的眉毛也扬起来了。我们不愿意告诉任何病人他们不能在这里看病，这样做，本质上是说他们根本得不到任何医疗护理。很清楚，就是那么不公平。莎拉和我与主治医生达成了协议，我们将重新安排马拉柴参加精神病学之夜，这样他就可以有序地接受精神分裂症的治疗，并安排他接受"主管专诊"。我和莎拉会一起去见他（因为主治医生坚持说女生不能单独见他）。

莎拉和我进去先做了自我介绍。马拉柴举止温和，我们谈话时，他慢慢地点了点头，同意周四再来诊所，参加精神病学之夜。

"我现在可以停药了吗？"他问道。

"继续吃吧，"莎拉说，"在你见到我们的精神科医生之前，不要做任何改变。"马拉柴点了点头,我们都握了握手。莎拉和我站了起来,但他仍然坐在那。

"你还有别的什么需要吗?"莎拉问道。

"是的。"他说,"我想学习如何结交更多的朋友。"

"哦。"莎拉温和地说,"这真是值得学习的好东西。我们周四会讲到的。"

"哦,好的。"他说,"谢谢。"然后他站起来,我们把他领到了前门。

圣文森特候诊室里的牌子上写着:欢迎所有的人。在很长一段时间里,我为自己在这样一家诊所做志愿者而感到自豪,这里所有的病人都受到真诚的欢迎。并且最终我意识到,我在这里也受到了欢迎,这里也是我的教会。因此,一个志愿者医生因为一个病人的犯罪记录而想要拒绝他,这让我很困扰。我决定向杰克逊先生提出这个问题。

如果要迈克尔·托马斯·杰克逊先生来描述他自己,他首先会说他是上帝的孩子,然后是男性,最后是非洲人后裔。他也是圣公会的非神职牧师,我在圣文森特的时候,他是教堂的主管。他非常重视圣文森特教堂热情好客的传统。"这里不仅欢迎你来,我们还盼着你来。"他说,"下一个从前门进来的人可能就是基督本人。"杰克逊并没有赋予上帝一个特定性别。(讲到上帝时他没有用"他"或者"她"。——译者)

同我一样,杰克逊先生也是以自己独特的方式走进这扇门的。他在华盛顿特区长大,是一名警官和一名中情局工作人员的儿子。他的母亲在中情局培训过她所有的上司,但从未获得晋升;他父亲在华盛顿特区司法考试中一直只差几分就及格。从前,他母亲的家人在南卡罗来纳是罗马天主教徒,但后来他们被告知礼拜时他们只能坐在教堂的阳台上。杰克逊的外祖母说:

"好吧，那可不行。"于是他们成了圣公会教徒。因为族长组织人们争取黑人投票权，他母亲一家人最终逃离了南卡罗来纳，搬到了这个地区。

1954年，也就是废除种族隔离的第一年，杰克逊开始上学。九年级时他第一次从事政治活动，参加了游说国会以改善公立学校图书配给（华盛顿特区的学校预算由国会控制）。学校的种族构成随着时代和家庭经济状况的变化而发生变化。他一开始就读的高中有60%的学生是黑人，但是白人的数量在20世纪60年代飞速增加，到他毕业的时候，白人占了99%。他决定在申请大学时不附上自己的照片，结果被罗格斯大学录取了。他的亲密朋友圈的同学遍及所有顶尖大学：哥伦比亚大学、宾夕法尼亚大学、哈佛大学、耶鲁大学。有那么一刻，他觉得一切都变了。

罗格斯大学在1968年动荡不安：学校因为炸弹恐慌而停课，那时战争还在继续。杰克逊先生的许多朋友都是黑豹党成员，但他并不是黑豹党正式成员，黑豹党对他一直有影响并引导他走向了社会服务。当时，黑豹党努力为人民提供食物，开设免费的医疗诊所，但也支持武装革命。杰克逊先生说："有一段时间，我是激进分子。"

但后来，他说，是爱救了他。他爱上了一个女人，这个女人把他介绍给了一群学习非暴力的人们。他开始相信武装革命在美国行不通。"我们大多数的革命模式都是从发展中国家借鉴来的，"他说，"我们满腔热忱。但武装反抗不会使这个地方发生改变。我们不可能战胜警察或军队。"

即便如此，杰克逊先生认为黑豹党不是因为鼓吹武装革命才受到国家如此暴力的镇压，而是因为他们与其他社区建立了联系。"黑豹必须离开，因为他们在搞区域间的联合，"他说，"他们与其他社区建立了联盟。马尔科姆不得不离开。任何时候，只要你与种族隔离的活动步调不一致，你就会被排挤掉。"

杰克逊承诺要为改善世界而努力，并尽可能以非暴力的方式来实现这一目标。他于1974年结婚，然后第一次感到自己对进入政府有着强烈渴望。但是这种情感没有持续几年，在与当时的妻子分居并在牙买加生活了一年之后，他准备告诉主教自己将把生命托付给基督。后来事情就这样发生了，尽管他没有完成神学院的学业，他一度无家可归，但后来当了牧师。他想成为一名监狱牧师，但他却接到了要他去加尔维斯顿的电话——确切地说是主教打来的电话。

他说："我对圣文森特诊所一无所知，每次来这里都会迷路。"加尔维斯顿感觉像是穿越回了历史。他们在海堤上的一家餐馆面试了他，他一直想住在海边。

"我是个激进的异端。"他告诉我，"神就是爱。"

杰克逊先生的办公室就在圣文森特诊所前台的后面。当你走进教堂时，首先见到的是候诊室。右边的走廊通向诊所，左边的走廊通向食物银行、小礼拜堂和办公室。那天早上，我决定缠着杰克逊先生跟他谈谈马拉柴的事情，他正在办公室里接电话，他微笑着招手让我进去。就在杰克逊先生的桌子对面，我在书架、玩具和雕塑之间找了个座位，旁边是一个巨大的填充玩具香蕉，上面有细发辫和牙买加国旗颜色的帽子。他桌子上的铭牌上写着：首席服务员。他讲完电话后递给我一个金属智力玩具让我玩。

"瑞秋！"他挂了电话，笑容满面地说，"什么风把你吹来了？"

"嗨，杰克逊先生。"我笑着说，"我想和你谈谈一个病人。"于是我解释了马拉柴的情况：睾丸检查的要求，谷歌的搜索，主治医生的恐惧，我们是如何想出办法不让他离开的。但我一直在想，学生诊所可能与教会热情相待的理念不合拍。

杰克逊先生听了听，点点头。他已经认识马拉柴了，他知道马拉柴正在圣文森特的学校里学习，准备申请普通高中同等学力证书（GED），他无依无靠，白天打工以换取在岛上一个安居房里的食宿。

"听着，瑞秋。"他说，"每个病人都是一个奇迹。马拉柴居然能从那扇门进来——那真是个奇迹。"

"嗯，是的。"我说，"好吧。但我们不应该禁止他进来！"

"没有人禁止他，"他说，"他可能不适合去那个医生那儿，但他在这里还是受欢迎的。"

"但如果他需要看普通的内科医生呢？"

"嗯，我们可能无法为他提供他需要的一切。"杰克逊说。然后他给我上了一堂历史课。他谈到了那些年，学生开办的诊所每周只开放一次，从来没有在夏天开放过，那么是怎么一点点扩大的呢？他说："我多年来一直为我们的诊所工作，并没有想让我们成为一个健康之家。"他说，他曾设想由学生运营的诊所应该是一个护理的门户，人们在这里可以按不同状况进行分类，然后被送往更高级别的机构接受持续护理。但更高级别护理的想法没有实现。

"你们所有人，"他说，"不能总是想给你的病人提供他们需要的一切。你的想法不可能实现，但有总比没有好。"

"有总比没有好？"我问道。

"当然。好吧。假如你有一个病人，他一来就是零：没有医生，没有药物，什么都没有。你想把他提高到五，是不是？""是的。""但你没法让他达到五，因为五，可能需要一间手术室。但你可以让他达到一，即使只是从这扇门进来，也已经达到了。一总比没有好吧。"

在这一年里，我与杰克逊先生进行了多次这样的对话。他总是说，有总比没有好。而我总是说，当有人需要五时，得到一仍然是不公平的。我们都没错。最后，我了解到，杰克逊先生对病人得到一而不是五也能相对坦然与他的信念有关，他认为医疗干预不一定都是有好处的，也不是治愈的必要条件。对他来说，医疗干预的核心不在于药物或手术，而在于一个人认识到另一个人的痛苦。医疗干预的核心，我们在圣文森特践行得很好，即使我们无法做到所有环节。虽然杰克逊本人有保险，但他每年都会在这家学生经营的免费诊所进行体检。

随着时间的推移，我越来越相信杰克逊先生所相信的。但我仍然认为，医学的表象——外科手术、化疗、介入治疗等——不仅有时能治愈我们的病痛，而且也是"生命至上"这一承诺的重要象征。尽管医疗干预可能是技术性的、冷冰冰的，但它们往往是社会用来证明"生命至上"的最佳方式。

杰克逊先生告诉我，我们医生只是工具。他说，我们一开始是技术人员，以为自己无所不知。当我们诚实地面对自己的错误，并开始更加认真地倾听时，我们才成为医生。过了一会儿，他又说："病人只是通过你达到治愈状态。你要意识到你只是整个过程的媒介而已。治愈不是你做到的。"

在周四的精神病学之夜，马拉柴赴约了，这次诊疗非常平静。他会继续服药，会向制药公司申请援助来支付这笔费用。我和他一起审阅了文件，他没有最近的工资单和纳税申报单，所以我们给税务局寄了一封信，请他们提供他没有报税的证明。证明开回来的时候，我们会考虑给他买药。与此同时，我们从我们的存货中拿出一个月的药品给他，并跟他约了下次就诊的时间。

"我们能成为朋友吗？"马拉柴问精神病医生。

精神病医生笑了。"当然可以。"他说着，握了握马拉柴的手，"我们是朋友了，诊所见。"

我们离开房间后，精神病医生转向我和莎拉。"我认为他有一些认知障碍，"他说，"可能是轻度智力迟钝。"

莎拉和我回到办公室，我告诉了她我和杰克逊先生的谈话。马拉柴即使周二不能来就诊仍能得到教会的支持。我们都松了一口气，但对周二发生的事情感到有点困惑和愤怒。

"在我看来，他是一个非常温和的人。"莎拉说，我表示同意。

当我们在加尔维斯顿监狱医院接受培训时，我们的导师建议我们不要查阅病人的犯罪记录，说那样可能会使我们以无法预测的方式改变我们照顾病人的能力。在监狱医院的时候，我从不关心病人的犯罪记录。不管怎样，我想我是超然的，我认为监狱系统是具有种族主义色彩并被人操纵的，我不会通过一个人所犯的罪行来评价他。

但我还是忍不住想，到底是什么让圣文森特诊所的主治医生如此害怕——尤其是当马拉柴表现得完全温文尔雅的时候，他讲的故事毫无意义，因为他有认知障碍。所以有一天晚上，我的好奇心驱使我用谷歌搜索了他。

我真希望我没有做过那件事。

发生在马拉柴身上的故事很离奇。确切地说，马拉柴没有伤害过任何人，但他因以一种非常可怕的方式跟踪一名女子而被捕。有一张他被拘留时的照片，眼神看上去狂野而困惑。

这很难与我遇到的吃力地在税务局的表上用大写字母写下自己名字的那个文静的人联系到一起。我和莎拉沟通了一下，她承认她也在网上搜索过他。这样做虽不违法，也不是完全不道德，但我们都觉得这样做是不明智的。

我们继续给马拉柴看病，在精神病学之夜，他成了教堂里的常客，深受大家喜爱。一天晚上，他说他宁愿住在别的地方，因为和他住在一起的那个人没有付给他工钱。我们和他谈过在报纸上找工作的事，但我们想起了杰克逊先生的观点，他觉得马拉柴的住所安排已经很好了。他很容易从社会的边缘掉下去，而社会的边缘是没有安全网的。"有总比没有强，"我提醒自己，"当税务局拒绝了我们提出的未申报证明的申请后，我们又给了马拉柴一个月的药品。"

一天晚上，马拉柴问我能不能和他做朋友，我婉言谢绝了。"我是为你服务的医学生，"我说，"我将尽我最大的努力在这个诊所里照顾你。"但只能这样了。

第二十三章 »

雅各布手里拿着一张表走进主管的办公室，看上去有些颤抖。"能交给你吗？"他问道。

"当然可以，"我说，"稍等一下。"我在一个病人的电子医疗记录写下了这句话："检验结果表明类风湿关节炎在目前的治疗方案中没有得到充分的控制，与症状相符，随访计划在1个月后实施。"然后我转向了雅各布："来吧。"

"好的。那么，这是布莱尔女士。她是一名39岁的非洲裔美国妇女，腹部有肿块，今天的CT显示她患有癌症。"

"哇。"我说。

"是的。"雅各布说。

"你有CT报告吗？"

"我有他们打印出来的给她的东西，"雅各布说道，"是大陆的一家医院。她肚子里的肿块已经有3年了，而且还在长，就像一个足球那么大。但她显然没有保险，因为她来我们这看病。不管怎样，上个月她因为腕管综合征来我们这就诊，在检查中也发现了她有这么大的肿块。所以我们建议她去急诊室，最好去做个影像检查。他们在急诊室为她做了CT检查，然后把她送回这里。"

雅各布把打印出来的结果递给我。放射科医生在她的CT报告单上写道："可见肿块正向肠道内生长，一个巨大的由固体和囊性成分组成的肠系膜肿块，可能起源于子宫或卵巢……怀疑为肉瘤，癌……"简而言之，癌症，有可能。

"他们做了活检吗？"我问。你不能单凭影像研究来诊断癌症，你得做个活检才能得到明确的诊断。

"没有，"雅各布说，"他们只是做了CT，然后就叫她过来这里了。"

"好吧。"我对医院感到恼火，"他们决定让潜在的癌症患者来这家由学生运营的免费诊所就诊。好主意啊！"

雅各布耸耸肩。

"还有其他症状吗？"我问。

"吃东西后肚子会有些烧灼感，肚子疼。没有别的了。"

"体重没有减轻？"我问。

"没有减轻。"

"体检情况呢？"

"嗯。"雅各布说，"肿块在她的小腹，很明显。可以看得到，好像怀孕了一样。摸起来硬硬的，表面基本上是光滑的。无触痛。无移动。但是，听着，我……"

"你？"我温和地问道。看到雅各布如此震惊，真是奇怪。他虽然只是一个二年级的学生，但他却是一个有经验的志愿者，圣文森特诊所只要开诊，他几乎每天都过来。周六早上，他7点起床，去位于市中心停车场的卢克社区无家可归者诊所，上午10点再来圣文森特。他曾照顾过癌症患者，看上去总是那么镇定自若——冷静、微笑、坚定。当病人的病情恶化时，他就回家去读一本有关龙的书。我一直信任他。

"问题是，"雅各布很快地说，"我想我刚刚告诉她了，她得了癌症。"

"哦，我的天哪。"我说。

"你知道，很偶然的。她去了急诊室，他们给她做了CT，所以我想他们应该跟她解释过了。但是她并不知情。""发生了什么事？"我问。

"嗯，我说：'他们说你可能得了癌症？'她只是看着我，摇了摇头。"雅各布说，"我很抱歉，我当时没想太多，很抱歉。"

"噢，雅各布。"我说，"错不在你。医院不应该把你置于那种境地。"我尽量表现得温和些，把注意力集中在雅各布身上，但我的怒火又被引爆了。医院怎么能这么不负责任，把这个病人送来，却不告诉她CT结果？他们真的认为把责任推给学生合适吗？雅各布只是一名医科二年级的学生啊。

不过，也许是我的错。我是这个诊所的主管之一，我让一个低年级的学生独自面对那种情况。一个高年级的学生会先问病人对CT的理解，如果病人没有说到"癌症"这个词，高年级学生就会带主治医生过来。我们所有的主管都非常信任雅各布的医术，所以当我们缺少志愿者的时候，我们总是让他一个人去看病人。但是我没有确保他得到足够的支持，也许让他失望了。

雅各布仍然站在那里，肩膀耷拉着。"我只是没想到。"他轻声说。

"雅各布，"我又说了一遍，"你没做错什么。我们去找布莱克医生，想个办法。"

苏珊·麦卡蒙曾经说过："雅各布永远不会倦怠。"雅各布来自休斯敦郊区，他上了一所规模较小的大学，兼修生物和化学两个专业。他每学期还自愿参加100小时的服务联谊会。他最喜欢的服务活动叫"爱筵"，志愿者们会坐下来和无家可归的人一起吃饭。在那里，雅各布认识到，无家可归"只是一种状况"。有些人几十年来一直无家可归，但对有些人来说只是暂时的：暂时失业了，公寓停租了，他们就流落街头了。

当他来到加尔维斯顿读医学院时，雅各布对自己突然有这么多空闲时间感到很惊讶。他想："我要怎么利用这些空闲时间呢？"开学不到两周，他就开始在圣文森特做志愿者。雅各布来的第一个晚上，正赶上妇产科之夜，因为没有接受过做窥器检查的训练，他不能做妇产科志愿者。在第二个星期二的皮肤科之夜，他又来了，他的第一个病人有寄生虫错觉——也就是说，病人感觉有虫子在她的皮肤上爬，但却不是皮肤病造成的。雅各布说当皮肤科医生向她解释这一点时，她非常生气。

"但是其他人都很好！"他说，"医生们和学生主管们，他们都很棒。每个人都很好，除了那个病人，她对我们大喊大叫。但不管怎样，我喜欢这份工作。"

因此，雅各布很早就习惯了圣文森特的环境，而且一年级医学生的空闲时间也很充裕，他从来没有为了考试分数而奋斗过，于是雅各布开始每周来圣文森特诊所两三次。就像我一样，他在那里学会了如何行医。

最初的几个月是雅各布的蜜月期。他说："当时，我还以为我周围会有一张安全网。我没有意识到我们才是安全网。"

雅各布服务的第一个癌症病人结束了他的蜜月期。莱克斯·克莱恩，61岁，住在加尔维斯顿的救世军收容所。他的喉咙疼了一年，去过两次急诊室。第一次，医生给他开了青霉素，没有效果。第二次他去急诊室的时候，他们给他做了一次CT，在他的舌根处发现了一个肿瘤。但是他没办法得到治疗——他年纪还不够大，没有资格享受医疗保险，而且作为一个不需要抚养子女的成年人，他没有资格获得得州的医疗补助。他开始服用一些布洛芬来减轻疼痛。

有一天晚上，克莱恩先生骑着自行车去了圣文森特，学生主管们打电话给我们当时的耳鼻喉科正式顾问苏珊·麦卡蒙医生，让她来看他。她带着设备到诊所做了活检，得克萨斯大学医学部的病理学家施纳迪格医生免费给出了活检结果，是癌症。

雅各布参与了克莱恩先生早期的诊疗，他差不多是完全服务于他。同朱利安一起，雅各布开始每周二晚上和克莱恩先生见面。朱利安是一名学生主管，计划去耳鼻喉科学习。

当时，圣文森特有一个不许开鸦片类药物处方的总体性政策，因为这些药物不仅会让人上瘾，而且还可能被贩卖出去。资质优良的诊所有可靠的方法来监控这些药物的使用，例如，定期的尿液药物筛查，以确保使用处方的人确实在服用这些药物。作为一个学生经营的诊所，我们甚至不能保证我们的病人总是由同一个医生来接诊，我们担心开这些药可能弊大于利。

然而，在我的研究生课程中，我了解到这个政策是有问题的。穷人极有可能无法获得鸦片类药物，尽管鸦片类药物并不完美，但却是控制癌症疼痛的有效药物。贫困社区的药店通常不储备鸦片类药物，所以即使你有处方，也很难买到药。一般来说，贫困的非裔美国人很可能因为疼痛而得不到治疗或是治疗不足。尽管研究表明，与白人相比，非裔美国人滥用鸦片类药物的可能性更小，但医生似乎经常把黑人患者视为瘾君子或潜在的瘾君子，而拒绝开出合适的处方。

我们有很好的理由不在圣文森特开鸦片制剂，但我们成了一个更大的问题的一部分：作为一个坐落在传统的非裔美国人社区中心的安全网似的诊所，我们是一个典型的例子，可以用来说明为什么黑人的疼痛没有得到充分控制。

于是，克莱恩先生来了，带着他那令人难以置信的痛苦的喉癌，我们知道他发病应该有一年了，仍然没有接受治疗。即使接受化疗，喉癌的死亡率仍有50%。理想情况下，病人应该在确诊100天内接受治疗。

活检后，雅各布和麦卡蒙医生来到学生主管办公室。"我需要一份三联的处方笺。"麦卡蒙医生说。

"嗯。"我说，"我不确定我们有没有。三联的是什么意思？"

"我得给克莱恩先生开美沙酮，为他止痛。这是一种管制药物，所以要写在一个特殊的处方笺上。"

"哦。"我说。办公室里全是学生，有人在讲电话，两个学生正在翻架子上的药品样品。房间里很吵。"是的。我们没有那种处方笺。"

"那么，你怎么开鸦片类药物呢？"苏珊问。

"嗯。"我尴尬地说，"我们不开这种药。"

"他得了癌症。"她说，目光冷冷地望着我，语速缓慢，仿佛我是一个迷迷糊糊的医学生。"使用鸦片类药物控制疼痛是护理标准的一部分。"

"我支持您。"我说，"我希望他的痛苦得到控制。但我们这里不能开这种药。"

麦卡蒙医生做了一件明智的事情，她自己带了处方笺。她为克莱恩先生开了美沙酮的处方。因此，我们的政策发生了一点变化：对于癌症患者，我们会尽最大努力想办法开出鸦片类药物的处方。但事实并非如此简单。克莱恩先生通过他哥哥开设的银行账户设法获得了一小笔钱来支付药费。他有一张借记卡，所以他会骑着自行车去药店，试着用借记卡买美沙酮，但是借记卡上写着别人的名字，所以有时他会被拒绝。麦卡蒙医生逐渐习惯了跟他约好一起去药房，这样她就可以站在那里告诉药剂师，是的，那是她的病人，是的，他需要美沙酮。但即便如此，情况还是很复杂：这一周，药店可能会有美沙酮，而下一周就没有了。克莱恩先生为了买到药，有时会骑着自行车走遍全岛。这对他来说并不容易，因为除了骑自行车和遭遇麻烦外，为了在宵禁前获准进入救世军收容所，他还必须每天晚上及时赶回去。除此之外，他还患有癌症。

"服用美沙酮对他来说很危险，"雅各布解释道，"可能会被偷。我不知道如果别人发现他有美沙酮会怎么样，但他还是设法保密了。"

当然，控制疼痛并不是雅各布想要给克莱恩先生的全部治疗。他还想给他做化疗、手术和放疗。于是他带着一种我在别人身上从未见过的顽强的勤奋开始尝试。他和苏珊一起，通过得克萨斯大学医学部的病例记录系统收集用于为克莱恩先生申请医疗资助的文件，当苏珊告诉他，克莱恩先生被拒绝了时，雅各布就静静地坐着没出声。他打电话给当地所有的医院。他发现美国癌症协会会为克莱恩先生提供就诊所需的交通支持，于是他开始给休斯敦的医院打电话。他帮克莱恩先生准备了一份加尔维斯顿县贫困资助项目的申请书，但这些最后都没有奏效。

在这段时间里，克莱恩先生一直充满希望。他真的相信雅各布和圣文森特的其他人会帮他争取到治疗的机会。当拒绝信接踵而来时，他平静地接受了这些消息。"他对我们所有人都有极大的信心，"雅各布说，"他相信我们能够帮助他。"

不知道雅各布对这种信任作何感想？他认为他不配。很长一段时间后，他对克莱恩先生能得到治疗的机会不再抱有希望。他不再相信医疗系统能起作用，也不再相信真正需要帮助的人可以得到帮助。他接了一个又一个令人沮丧的电话，气得直哭。他开始在公寓里大声播放九寸钉乐队的音乐。"实际上，九寸钉帮了我大忙。"他说。

苏珊希望给雅各布一些宽慰。"我认为我们可以对很多不同的事情抱有希望，"苏珊说，"当活下去的希望无法成为选项时，你还可以期待那种死亡的感觉，这就是生活的一部分，比你想象的要轻松和温和得多。你可以期待宽恕，或者与家人、与上帝和解。你可以期望在你的有生之年有美好的生活。"在圣文森特的诊所里，苏珊温柔地教雅各布如何与克莱恩先生谈论这种希望。

刚进医学院的时候，雅各布从没想过他会去谈论希望。"我是个实在人。"他说。他精通高血糖的免疫机制、鞭毛虫的形态、受体阻滞剂的药理学。"当某种状况出现时，我可能会变得多愁善感。"他说，"那情况出现时，我就照她的话做了。但我从没想过我会遇到这种情况。"

今年5月，距离克莱恩先生第一次出现在圣文森特诊所整整8个月后，他被加尔维斯顿县贫困护理系统接收。因而，希望——那种老式的生存希望，再次膨胀起来。

县政府说，如果克莱恩没有车，他需要住在能步行去医院的地方。但医院在大陆，克莱恩先生还住在救世军收容所里。他哥哥来了，在医院附近给他买了一辆拖车，但他后来又出事了。

搬到大陆后，克莱恩先生每两周左右就会给雅各布打电话，告诉他最新情况。他原定于7月开始化疗。他接受了扫描医生通过扫描结果检查癌症在他体内的扩散情况。他甚至接受了手术，他们在他的胃里放了一根喂食管，为切除喉癌组织做准备。他很长一段时间都不能用嘴吃东西。

但喉癌组织一直未能被切除。因为，在最后一个痛苦的节点，该县在7月宣布，克莱恩先生不再有资格获得贫困护理，理由是他拥有那辆拖车，他太有钱了。

克莱恩先生给雅各布打了一段时间的电话，大约1个月打一次。过了一段时间，电话就中止了。雅各布的手机里还存着那个号码，但他不想打过去，他有些不想去了解真相。

雅各布说，他和克莱恩先生的经历有助于他做好照顾薇姬·布莱尔的准备，布莱尔就是那个肚子里长着巨大肿瘤的妇女。

我和雅各布一起同布莱克医生讲了布莱尔的事，布莱克医生每周二都在圣文森特做志愿者。她是一个严肃的医生，有着无懈可击的资历和良好的临床态度。我知道她是帮助布莱尔女士的最佳人选。

我们三个人敲了敲门，走进布莱尔的房间，在她身边坐下。她坐在椅子上，背对着墙，穿着运动裤和T恤衫。布莱克医生向她介绍了自己和我，然后说："我知道你在海滨医院做了CT，雅各布告诉你那里的医生认为像是癌症。"我感觉到我身边的雅各布紧张了起来。布莱尔点了点头。

"对不起，"布莱克医生说，"我知道这不是什么好消息，可能真的很可怕。"

布莱尔再次点点头。

"不过，我想让你明白，我们还不知道这到底是不是癌症。很明显是有问题，但CT无法具体确诊。"

"那么，你认为是什么呢？"布莱尔问道。

"我不知道，"布莱克医生说，"可能是癌症。但它也可能是一种增生，不是癌症，或者说是没有危险的。"

"你们能搞清楚吗？"布莱尔问道。她扬起眉毛，一副怀疑的样子。我认为她的怀疑是有道理的，毕竟她已经被医院搪塞过了。为什么会认为免费诊所可以帮助到她呢？

"我们会试一下，"布莱克医生说，"我们需要做一个活组织切片检查，会用一根针取你体内组织的样本。所以我们的下一步就是要想办法如何给你做活检。"

"想办法？"布莱尔问道。

布莱克医生点点头。我明白她为什么不愿直接说我们会的，我们会做活检的。因为在圣文森特诊所做过的很多事情在大多数初级保健诊所是不会发生的——比如克莱恩先生的喉咙活组织检查。但我们从未尝试过对某人的腹部组织进行活检，对我们来说这将是一个全新的检查。我不相信我们能做到，或者应该做到。如果有并发症怎么办？如果她流血了怎么办？我知道在最坏的情况下，我们可以用救护车把她送到得克萨斯大学医学部。但在离最近的手术室至少有15分钟路程的情况下，这样做安全吗？我可以想象出那里的外科医生在接待一个从圣文森特诊所被救护车送过来的病人时脸上的表情，他会问："他们到底在那儿干什么呢？"我可以想象，得克萨斯大学医学部的管理人员会计算治疗布莱尔在圣文森特诊所做活检所引起的并发症的费用，然后拿起电话，作出一连串的决定，最终导致我们的诊所关门。我还可以想象到，那时，我们的病人会根本无处可去。

然后我看着布莱尔。她只比我大10岁，已经做了母亲。她在这个世界上是受人爱戴的，她在努力信任我们。给她做活检可能是赢得她信任的一步，这能让她知道医学界有人认定她的生命很重要。但如果出了什么问题……

我环视了一下房间，看了每个人的表情。布莱尔满脸疑惑，不知道自己的肚子里长了什么东西，布莱克医生很平静，雅各布看上去很紧张，但很坚定。我呢，想着如何能让手术进行下去。

这一切都不容易，也不简单。我们陷入了困境。

第二十四章 »

下班后，我们挤在布莱克医生身边——雅各布、一名叫杰奎琳的初级主管、那天晚上在做志愿者的两位医生，还有我。在一个没有稳定医生队伍的诊所里，护理协调工作是这样进行的：雅各布建议联系妇产科医生，做一个病案申请。我打印了表格，让布莱尔申请县贫困护理项目，杰奎琳说也许我们可以从子宫内膜活检开始，但我们排除了这个方案，因为我们的病人已经大出血了，做子宫内膜活检可能有风险。布莱克医生给一位病理学家打了电话，而另一名学生主管则查看了布莱尔带来的光盘，看我们能否看到她的CT影像。

"病理学家需要看到这些影像，"布莱克医生说，"这样才能知道在诊所里做活检是否安全。十有八九这种活检需要在超声波的引导下来做。"

"我很担心。"我告诉布莱克医生，"如果出了问题，我们该怎么办？"

"我们会和专家谈谈，"布莱克医生说，"如果不安全，我们就不做了。"

随着准备工作的进行，我心里还是不敢完全确定这样做到底对不对。其他学生很兴奋，为我们的小诊所可能提供这种高科技的医疗服务而感到自豪。我们学生都希望病人能得到最好的治疗，同时我们也为能够照顾那些病情复杂的病人而感到自豪，尽管这些病人需要的比我们所能提供的要多。

事情就这样发生了。一个月后，我站在诊所的门口，布莱克医生和一位介入放射科医生正准备做活检。一位病理学家也站在旁边。放射科医生看过了影像，认为她可以安全地用一根小针头穿过布莱尔的腹壁，插入肿块。有了全套的设备——超声、显微镜，还有那一群白衣人，我们的诊室突然看起来像手术室了。我心中一股自豪感油然而生。但是，当布莱尔穿过走廊走进房间时，她的脸一如既往地平静而冷漠，我想："哦，我的天哪。我们在干什么呢？"

杰奎琳和雅各布协助进行了切片检查，一周后，她们又在那里给了布莱尔她的检查结果。切片检查结果显示细胞异常，符合子宫癌特征。她需要切除肿块。因此，她遇到了圣文森特诊所的难题：我们能够诊断出她患有癌症，但却无法为她提供她需要的手术。

一些医护人员认为我们不应该自找麻烦：如果我们不能确保病人得到治疗，为什么要对他们进行诊断呢？这对学生来说太难了，对病人来说也不一定是什么好的服务。苏珊·麦卡蒙认为，有时癌症确诊后，机会还是有的。认知可以成为力量，认知可以成为我们提供给没有资金支持的病人微弱的一线支撑——就像不放弃一样。

杰奎琳说，布莱尔淡然地接受了这个消息。杰奎琳把自己的电话号码给了布莱尔，并安排她每周在圣文森特进行一次固定约诊。这已逐渐成为我们对癌症病人的常规护理：对于被诊断出癌症的病人，我们每周周二都要为他们保留预约，以确保他们能得到相同的医生的治疗，并在症状出现时迅速得到控制。

在每周一次的约诊中，杰奎琳开始与布莱尔一起通过《平价医疗法案》

提出保险申请。布莱尔做两份兼职，只赚到了勉强够申请补贴保险的钱。她只能勉强度日，即使有补贴，也不确定自己能否负担得起保险费用。杰奎琳建议她寻找一种可以承担高比例医疗费用的方案。杰奎琳向她介绍了在保险交易所遇到的术语，并和她一起学习。布莱尔动用了她自己最好的资源——让支持她的家人们凑钱给她买了保险。在圣文森特做了活检几个月后，申请终于通过了，她立刻在得克萨斯大学医学部预约了医生。

杰奎琳在布莱尔身上从未取得突破。她一直以来没有感觉到信任的建立，也没有感觉到她们之间变得亲近。布莱尔只哭过一次，杰奎琳对她进行了抑郁筛查，但她并没有抑郁，她只是难过。

做手术的医生向我们告知了结果。肿块被完全切除，但不是癌症。只是子宫里长了个很大的增生物。毫无疑问，切除是必要的，但它绝不会威胁到布莱尔的生命。杰奎琳对CT、活检等进行研究，试图找出我们诊断错误的原因。一位病理学家说，也许活检针只是碰巧碰到了一些异常细胞。

因此，杰奎琳开始怀疑大家所做的一切是否值得：数月的焦虑、告诉一位女士她得了癌症，以及布莱尔的家人为她支付保险费所付出的努力。术后，布莱尔再也没有联系过圣文森特诊所、杰奎琳或雅各布。

有一天，杰奎琳在校园里的图书馆找到我，问我是否可以和她谈谈。

"当然。"我说。我们走到图书馆外面一张光线充足的长凳上。从那儿可以看到护士们和医学生们在医院后面吃午饭，新生们则背着书包跑来跑去。我们旁边的大钟的指针还卡在五年前飓风"艾克"导致大量洪水涌入校园的时间。杰奎琳几乎一开口就哭了起来。原来是关于布莱尔的。

"我给了她我的电话号码，"她说，"我真的很想给她打电话，但我不知道这样行不行。"

"只是给她打个电话问候一下？"我问道。

"是的。"杰奎琳知道手术很成功，布莱尔不需要做进一步治疗，但她不知道布莱尔自己是否没事。她是否认为这一切都值得呢？

学生们永远不会完全知道我们在圣文森特诊所照顾病人时可能跨越的界限。把电话号码给出去就意味着某些界限可能被打破了——在某些情况下，这些脆弱的界限可以帮助我们这些医务工作者保持"正常生活"。

话说回来，我也把我的电话号码给了几位病人，我知道我最敬佩的医生——比奇医生和麦卡蒙医生也做过同样的事情。杰奎琳害怕变成比奇医生，他对病人的投入如此之深，以至于他似乎无法脱离医学院、圣文森特诊所和我们这些学生。但她也知道，总有一天，她会成为那样的医生。

"嗯，当然，我认为这没什么。"我说，"好医生就该这样。"

有一天，杰奎琳去给一个由两名二年级学生接诊的病人做巴氏涂片。当杰奎琳把窥器插进去时，女人的子宫颈突然进入视野，上面挂着一个血淋淋的增生物。杰奎琳闭了一会儿眼睛，再睁开时，那东西还在那儿。杰奎琳仿佛已经看到了未来几个月的痛苦和恐惧。那个女人在那时候会进入垂死状态。在现在这个寂静的时刻，只有杰奎琳知道，她将很快奔向一个悬崖。

这个女人叫葛洛莉亚，她来诊所是因为她已经绝经了，但是又开始流血。杰奎琳取下窥器，简短地向葛洛莉亚道歉，然后去找医生。

后来，杰奎琳纳闷为什么要把自己的电话号码给葛洛莉亚，为什么要开车送葛洛莉亚去休斯敦的安德森癌症中心看病，为什么葛洛莉亚成了她最担心的病人。为什么是葛洛莉亚，而不是其他的某个病人？

"我想这是因为她让我想起了我的奶奶。"杰奎琳说。然后她纠正自己道："我是说，我的保姆。"葛洛莉亚会问候杰奎琳的家人，用西班牙语给她亲切地起外号。"她认为我是最棒的,"杰奎琳说,"我从一开始就觉得我辜负了她,尽管她一直叫我西洛(西班牙语:天空)和普林塞萨(西班牙语:公主)。"

杰奎琳是在南得克萨斯长大的,而葛洛莉亚是在萨尔瓦多长大的。

杰奎琳的祖父母从古巴移民过来,她出生在一个医生家庭。她祖父曾是古巴的一名眼科医生,后来在底特律多次做住院医师,成为美国的一名全科医生。杰奎琳的父亲成了肿瘤医生。她的母亲曾拒绝搬到亚瑟港,因为"那里有股味道"。杰奎琳有一个她很喜欢的保姆。他们家的门口有一个天主教的神龛,杰奎琳的母亲经常告诉她要去祈祷。她的父亲说她最终将需要上帝的抚慰。一旦你停止黑白世界里的生活,你会一直生活在灰色地带,父亲告诉她,那时候你就需要上帝了。

葛洛莉亚在萨尔瓦多有丈夫,还有一个司机。在她和她的丈夫都失去工作之后,葛洛莉亚答应给蛇头3 000美元,让蛇头把她带到北方去。她曾在弗吉尼亚州的一家虾厂工作过一段时间,攒下了足够的钱还清了欠蛇头的债务,并把女儿也带到了北方。女儿嫁给了一个美国公民,与葛洛莉亚没有太多的联系,当然不太可能出钱让葛洛莉亚的儿子们——也就是她的兄弟们——来到北方。至于葛洛莉亚的丈夫,谁知道呢?于是,葛洛莉亚搬到了加尔维斯顿,同一个侄子住在一起,她在一家酒店的厨房里工作。工作时她戴着长长的黄色手套,手上的皮肤都快裂开了。有一天,她来到了圣文森特诊所,杰奎琳见到了她。

葛洛莉亚阴道里血淋淋的增生物表明她患的是癌症,是宫颈癌,这是圣文森特诊所比较容易诊断出来的癌症之一。一项名为《2000年乳腺癌和宫颈癌预防与治疗法案》的联邦法案规定,对生活在联邦贫困线以下的女性进行乳腺癌筛查和治疗提供资金保障。这意味着，圣文森特的病人可以免费获得乳房X线检查，如果我们在巴氏涂片检查中发现有哪一项不正常，我们可以把病人转去治疗。然而，不幸的是，这个项目并不包括像葛洛莉亚这样的非法入境妇女。

在世界范围内，宫颈癌是女性第三大常见癌症。在美国，排在第十四位。宫颈癌是可以预防的——通过避孕套、健康教育和HPV疫苗，也是可以治疗的。美国在资助宫颈癌预防和治疗方面做得相当不错。在20世纪40年代，宫颈癌还是育龄妇女的头号杀手，宫颈癌致死人数的减少是一项重大胜利。

然而，美国某些群体死于宫颈癌的概率较高。拉丁裔妇女被诊断为宫颈癌的比率是白人妇女的两倍。在国外出生的拉丁裔受到这种伤害的概率更高。得州边境是全美宫颈癌发病率最高的地区。这里也存在种族差异：在得州边界的一些县，拉丁裔妇女死于宫颈癌的可能性是同一县内白人妇女的两倍。黑人妇女不像拉丁裔妇女那样容易被诊断出患有宫颈癌，但被诊断出患有宫颈癌的黑人妇女死于宫颈癌的概率比白人或拉丁裔妇女死于宫颈癌的概率更高[1]。

这种可预防、可治疗疾病的差异往往反映了在获得医疗服务方面的区别。尽管有政府资助进行宫颈癌的筛查和治疗，但没有能力进行常规初级保健的妇女不太可能接受到筛查。

所以在某种意义上说，我们在葛洛莉亚身上发现宫颈癌并不奇怪。作为

---

[1] 有关这方面的更多背景资料，请参见2013年由美国国家拉丁生殖健康研究所（National Latina Institute for Reproductive Health）发布的《得克萨斯州的拉丁人和宫颈癌：公共卫生危机》（"Latinas and Cervical Cancer in Texas: A Public Health Crisis"）报告。

一个在国外出生、没有保险、在得州生活贫困的拉丁裔妇女，她是最有可能被诊断出患有这种疾病的人之一。然而，尽管像葛洛莉亚这样的非法入境妇女最有可能患宫颈癌，她们还是被故意排除在资助治疗的项目之外。

所以，我们开始在圣文森特诊所治疗葛洛莉亚的癌症。这意味着在我们努力为葛洛莉亚寻找慈善护理的同时，要一步步地进行诊断和分期。每次葛洛莉亚过来就诊，杰奎琳都要在场——先是子宫颈活检，然后是子宫内膜活检。如果不是杰奎琳值班，她会跟其他学生调班。葛洛莉亚拥抱了她，握着杰奎琳的一只手，用西班牙语说："上帝保佑你。"同时，葛洛莉亚遭到休斯敦地区的三家医院拒收，第一家便是得克萨斯大学医学部。每次遭到拒绝，杰奎琳都会告诉她这个坏消息。

杰奎琳不再定期去做礼拜了，但有时在遭遇这些之后，她会打电话给她的父亲。"会成功的，杰奎琳。"他说，"这就是你应该去教堂的原因。"

杰奎琳想："如果不成功，我就得去向别人祈祷了。"

随着不断收到拒绝信，杰奎琳开始精心策划，为葛洛莉亚提供她所需要的癌症治疗。不知怎么的，杰奎琳说服了圣文森特教会拨款3 000美元为葛洛莉亚做一次CT，以检查葛洛莉亚身体的其他部位是否有癌变。一名医生因为杰奎琳为这个病人付出了这么多而批评她。"你不觉得她在要你吗？"他问道。"为什么要要我？"杰奎琳想。

当扫描结果呈阴性，表明癌细胞没有扩散时，还是那位医生问杰奎琳她为什么要做这个检查。杰奎琳只是默默地庆幸癌症没有侵入葛洛莉亚的其他器官。

让葛洛莉亚能得到治疗是需要花时间的，从某种程度上说，这感觉就像我们在拖延时间——在四处寻找愿意提供手术和化疗的人的时候，我们是在浪费时间。如果葛洛莉亚能住进医院，所有这些事情——活检、扫描、开始治疗——都能在一两天内完成。但在圣文森特诊所，几周变成了一个月，然后两个月。癌细胞还在生长。一天下来，葛洛莉亚的内裤里渗满了血。

杰奎琳并不是特别想要成为一个全面发展的医生。她讨厌把医学当作工作来对待，她想把工作压力只留在医院。可她的父亲从不把工作留在办公室，他总是随叫随到，总是想着他的病人。

"我不太希望医学成为我生活的全部，"杰奎琳说，"但它未来确实会成为我生活中最有意义的部分。为什么我希望我的生活能从我的工作中获得意义就那么难以接受？"

那时，我内心有点想要阻止杰奎琳，告诉她生活本身是有意义的，我们不必从医学中获取生活的意义。有时我看见她向只有我能看见的悬崖冲去，但我却无法阻止她，就像我无法阻止自己一样。她选择了医学。

于是她开车送葛洛莉亚去了休斯敦，葛洛莉亚的慈善护理申请被安德森癌症中心拒绝了。

葛洛莉亚告诉杰奎琳要相信上帝。
"信仰是无定形的。"杰奎琳告诉我。

最糟糕的一天到来了，杰奎琳和葛洛莉亚试图弄清楚葛洛莉亚是否可以搬到休斯敦——或者伪造一个休斯敦的地址——以获得休斯敦医院的贫困医疗保险。但是葛洛莉亚什么都没有：没有账单，没有工资单，没有任何显示她住址的东西。

"也许我们可以帮你报名参加一项研究。"圣文森特诊所的医生轻轻拍了拍葛洛莉亚的背说。杰奎琳翻译了一下，葛洛莉亚哭了起来。

"你是说我得不到护理吗？"她说，"我不知道我是否还要继续下去。我想回到萨尔瓦多和家人待在一起。我想回到萨尔瓦多去死。"

杰奎琳回到家，内疚地跪倒在地。

但就像奇迹一样，第二天问题就迎刃而解了。葛洛莉亚给杰奎琳打了个电话，感谢杰奎琳的指导，葛洛莉亚已被休斯敦卫理公会接收为慈善护理对象。她将于下周开始接受治疗。她在电话里哭了，杰奎琳也哭了。葛洛莉亚不会回到萨尔瓦多了，她会留下来，活下去。

有时候医学院的学生和医生确实太关心病人了；有时候，我们牺牲了家庭生活、艺术及那些让我们保持人性的东西。但是有时候，你不断地努力，坚持不放弃，当你成为一个什么都想不起来的有点类似强迫症的医生时，你实际上拯救了病人的生命。

杰奎琳和葛洛莉亚有时仍会通电话，即使现在葛洛莉亚有了自己的医生，也不再需要去圣文森特诊所了。葛洛莉亚会为杰奎琳祈祷。杰奎琳会做冥想，然而，冥想并不能让她完全感到满足，所以有时她会含糊而认真地祈祷。她不确定她在向谁祈祷，有时候，她只是需要祈祷。

第二十五章 »

2月的一个夜晚，在诊所下班后的深夜，我和同为学生主管的朱利安坐在他的公寓的后门廊里抽着雪茄。莎拉和戴夫睡在朱利安公寓的沙发上。那天晚上，我们四名主管都去跳舞了，闲逛到朱利安家，后来莎拉和戴夫就睡在那了。他们三个人已经几乎完成了在医学院的学习，下个月，他们将进入住院医师实习期，我们所有人都将结束我们的主管生涯。在过去的几个月里，先是承受当主管和经营诊所的巨大压力，后来得心应手了，我们也都成了亲密的朋友。

朱利安把雪茄递给我，然后靠在门廊的栏杆上，再次对我吸烟的事大笑起来。他是一名军事医学生，注定要成为一名军医，偶尔抽支大雪茄对他来说似乎很适合。

"不错。"他说。

"是的。"我说，向后靠了靠。

"我们差不多就完成了。"他说。

"是的。"我说，"嗯，我还得完成研究生学业。你担心住院实习吗？"

"不。"他说，"我希望我能到西雅图，但如果我能去沃尔特·里德医院的话也行。"

然后我们聊了一会当军医的事，朱利安说他很期待能被派去军队。他说其他人不理解，为什么他会那么期待，为什么他不害怕受伤或者不待在家里过正常的生活。他说："人们认为我很疯狂。"

"不，我能理解，"我有点飘飘然地说，"我给你讲一个关于西塞罗的故事吧。"

朱利安笑了。他是一个典型的军人形象——直率、实在，是那种认为等级制度很伟大，并且很快就会上升到众人之上的年轻人。但他喜欢我和莎拉谈论医学人文。他靠在椅背上，从我手中接过雪茄，坐下来听我讲故事。

"西塞罗是罗马人，"我开始讲，"生活在公元前100年左右。在他活着的时候，罗马共和国已经持续了300多年的内战。因此，一个有道德的罗马人总是准备为国家服务——无论是政治家还是军人，而所有的美德都包含在这一社会责任之中。内心生活、情感生活并不重要。事实上，这是一种责任。每个罗马人都被期望向社会呈现一个光鲜的形象，不仅要在表面上表现出情感上的克制，而且实际上也不能被情感所困扰[①]。但西塞罗心爱的女儿去世后，他陷入了情感危机。他开始在公众面前表露他的悲痛，他不得不回到他乡下的庄园。在那里，他和他的朋友一起写了《图斯库兰论辩集》，包括《论减轻悲伤》。在这本书里，他认为一个有道德的男人应当用较高的、理性的、男性的一面压抑较低的、情绪化的、女性的一面。从那时起，医学就一直在与这种美德作斗争。像西塞罗一样，我们注定要为他人服务而放弃自己的生命。但现在，为了服务那些把情感真诚视为美德的当代美国人，我们被要求投入情感。西塞罗的故事提醒我，我们的情感克制（可能被误认为冷漠）有其历史，也有其目的——它是把一生奉献给他人的人的传统装备的一部分。"

---

① Robert E. Proctor, *Defining the Humanities: How Rediscovering a Tradition Can Improve Our Schools* (Bloomington: Indiana University Press, 1988).

"所以，我明白了，"我总结道，"我明白你为什么想要去部队，且并未对此感到害怕，也不会想要待在家里。你的生活实际上不是关心你自己的经历，而是要服务于他人。"

朱利安俯下身来，用胳膊搂着我的肩膀。"谢谢，瑞秋，"他说，"大多数人都不明白。"

有时，圣文森特诊所似乎在没有我们的情况下蹒跚前行——我们的主管们会手足无措，从一个房间跑到另一个房间，或者互相攻击，但不知怎么的，所有的病人都被接待了，志愿者们都留了下来，员工们也坚持上班。我开始把诊所的混乱看作是一种富有成效的混乱。你无法完全控制这些事情。你必须相信，诊所是有用的，它比我的年龄还大，而且会一直存在下去，直到人们不再需要它。

就像杰克逊先生说的那样，我们没有办法让许多病人达到五。一天早上，雅各布在卢克社区诊所遇到了一个人，他的前臂弯曲，带着肮脏的夹板。他摔断了胳膊，去了得克萨斯大学医学部。骨折并不严重，所以他们给他戴上夹板就打发他回家了。雅各布说，如果有人告诉他不应该把夹板拿掉，那就好了。但他在洗澡时把它取了下来，手臂上骨折的地方错位了，造成前臂弯曲，手指因神经受到挤压而麻木。雅各布开始"在骨科手术群体"里结交朋友，他称自己的努力是为了使这个病人得到护理。外科医生同意看X线片，但不同意为他进行手术矫正移位的骨头。他们不能在没有得克萨斯大学医学部许可的情况下使用手术室，这一点苏珊很清楚。这个男人，以前是个杂工，现在前臂有点畸形，有点残疾，他现在成了圣文森特的病人。与此同时，雅各布还是那个样子，不慌不忙，与人为善，虽然我知道他有时也会感到内疚。他还在听九寸钉乐队。

我们的目标常常是让病人走出圣文森特诊所,进入更好的医院。有时这种情况会发生,而当这种情况发生时,往往要感谢《平价医疗法案》。例如,塞洛克斯太太患有心力衰竭、慢性腹泻、恶性高血压和慢性疼痛,还曾两次出现脑卒中,所以她一直服用血液稀释剂,我们必须每周检查她的血液水平。她还照顾着她年迈失明的丈夫,当她丈夫接电话时,我说我是从圣文森特诊所打来的,他总是显得很高兴。"非常感谢你们所做的一切。"他会这样说,于是我就能感觉到他的微笑通过电话线温暖了我。塞洛克斯太太终于买上了保险。"感谢上帝。"她说,我也很感激。她不久后就死了,但她在这个世界上并不缺少关爱。

但是《平价医疗法案》从来没有发挥它应有的作用。它从来没能让圣文森特关门:首先,它故意将非法入境人员排除在保险覆盖范围之外。其次,得州没有扩大医疗补助范围。我们的病人大多是贫困的工薪阶层,如果得州扩大医疗补助范围的话,他们中的大多数人都有资格获得医疗补助。我在写这本书的时候,17%的得克萨斯人仍然没有保险,包括11%的儿童[①]。扩大医疗补助计划覆盖范围会有很大的好处。这是医疗政策容易实现的成果,该法案得到了得克萨斯州医学协会和有识之士的支持,但它仍然不会让圣文森特关门。

在那里行医总是那么愉快,即使有痛苦和挫折。在一个完全融入社区的地方行医是件好事,诊所仿佛是社区的自然产物。很高兴知道我的病人在那里都受到欢迎,事实上,我们期待他们的到来。能听到生活中的各种声音真的很好——篮球的砰砰声,孩子们在操场上的声音,男人在街上高兴地大声交谈。在开始检查的那一刻,我会闭上眼睛去感受我的病人通过他们手腕传

---

① 有关得克萨斯州和其他州保险覆盖范围的最新统计数据,请访问美国人口普查局的网站www.census.gov或恺撒家庭基金会的网站www.kff.org。

递出来的心跳。

圣文森特诊所给了我很多。我知道它不应该存在，我的每一个病人都应该得到更多的关爱，但这一切都被悬置了，因为诊所在我心中的分量是那么重。

曾经，我满脑子想的都是我在医学院会成为什么样的人。我认为我是一个艺术家，我认为我需要与那些试图把我社会化到医学界的力量作斗争——那种使我失去活力、使我麻木、使我冷静和客观的力量。于是我真的斗了起来，带着一种几乎让我失去了一些友谊的傲慢。但最终，医学赢了。

医学改变了我，但不是以我期望的方式。对我来说，这成了苏珊刚加入这个行业时所追求的，一种完全的身份认同。我知道这可能很难理解。我经常会想起杰奎琳的问题——"为什么我希望我的生活能从我的工作中获得意义就那么难以接受？"我的回答是，这正是一个医生应该做到的。

当然，我有自己的生活。我养了一条狗，我去露营，我侍弄着一个小花园，每年春天种下去的花草8月就都死了。我不能把我的医学身份和我作为一个人或一个作家的身份分开，就像我不能把天地分开一样。而且，即使有那么多文书工作、不公正和麻烦，我也想象不出有什么生活会比我在医学院和圣文森特诊所所过的生活更有意义。这就是我想要的生活。归根到底，它是实实在在的，它是真实存在的。秘诀是放弃，让医学变成你。

飓风过去7年了，苏珊告诉我，一切都没有太多改变。"这个故事会令人不快，"她说，"直到现在仍然还不是令人快乐的好故事。"

她的出诊包，就是那个她很多次带去博蒙特的包，还在她车库里的架子上。她仍在与没有资金支持的病人进行同样的对话；她仍在坚持不懈地进行病案申请。她的病人经常被拒绝，但她觉得尝试是很重要的，这样我们就可以把需求和拒绝都记录下来。更多好的医护人员离开了得克萨斯大学医学部，一些人因为心碎而离开，但还有很多人留下了。苏珊告诉圣文森特的主管们，如果他需要一名教师来指导，她就住在离诊所10分钟路程的地方，她可以随时开车过来。

在飓风"艾克"之后，苏珊获得了临终关怀和姑息疗法委员会的认证。照顾了那么多居家垂死的病人，她有资格参加"实践途径"，也就是说，她没有做研究员就直接获得了委员会的认证。她从来没有想过要成为一名姑息治疗医生，但工作所迫，现在她既做手术，又照顾垂死的病人。她说："我几乎不记得我当初认为做医生会是什么样子，因为差别太大了。一旦没有病人，医生也就失去了看病的能力。"

4月，我把诊所的钥匙交给了杰奎琳。我的主管生涯已经结束了，我该去做其他事情了。"这些是诊室的钥匙，"我说，"这是香蕉房的钥匙，这是小礼拜堂的钥匙，这是打开走廊药柜的钥匙，这是咨询室的钥匙。"我不停地说着。

"我一下子可记不住这些。"杰奎琳说。"我知道，"我告诉她，"确实很难。但对你来说不成问题。"

结束语 》

有时，我梦想能再次见到罗斯先生。不是晚上做的梦，而是白日梦。在梦里，我们在夏季回到了闷热的加尔维斯顿圣文森特诊所，那时他还是他，但我已经变成了现在的我。那次，我做对了。我像一个医生一样清晰而系统地思考，而不是被他的疾病所困扰。我挖掘得更深，慢下来，问了更多的问题。如果在梦中我犯了错，我就可以解释并道歉。如果在梦中他还是会死去，我就站在他身边。我去医院看望了他，并开始了解他的家庭。

在白日梦里，有时我非常善良，我能够把他的痛苦带走，或者虚构出一种迟来的、奇迹般的治疗方法把他治愈。还有些时候则更现实：我无法带走他手中的那杯苦酒，但我还能在病房里和他多坐一会儿，深吸一口气，感受他的痛苦，尽我所能表达我的同情，我还可以道歉。

有时，我甚至对我自己——一个可怜的、困惑的医学生——感到同情。我很早就接受了训练，我很努力地去帮助他们。我犯了错误，我需要——出于我个人的原因——道歉。我失去了这样做的机会，因为我没有勇气，也没有风度去看望我的病人。我现在知道，回到那些受苦的人身边不是一件容易的事，我也知道这是我的工作。

我现在只能向天空道歉——我很抱歉！

致　谢

我十分感激，且受宠若惊，这些病人能如此宽容地让我参与对他们的护理。感谢迈克尔·杰克逊先生和圣文森特诊所的全体同仁，特别是我的几位主管——莎拉·贝克、图格·塔纳文、朱利安·维卢奇、罗茜·拉迪、凯莉·格罗斯、肖恩·凯利、劳伦·富兹、萨曼莎·多瑞尔、杰米·欣德尔里、苏珊娜·斯诺等。我们小组的一个成员——大卫·格什腾科恩——在这本书出版之前就去世了，他的离世是我们大家的损失。

十分感谢我的研究生导师贾森·E. 格伦，他为这部作品的结构提出了很多建议，而且指出了书里涉及的一些社会性问题。也感谢医学人文研究所里引导我走上人文与医学融合发展之路的学者、人文学长辈与朋友。